SÉ TÚ MISMO CON TU ORGANISMO

FANI GARCÍA

SÉ TÚ MISMO CON TU ORGANISMO

Más allá del síntoma: la red interior que sostiene tu salud

Urano

Argentina – Chile – Colombia – España
Estados Unidos – México – Perú – Uruguay

1.ª edición: marzo 2026

López de Hoyos, 92, Planta Baja Derecha – 28002 Madrid
www.edicionesurano.com

ISBN: 979-13-87662-30-1
E-ISBN: 979-13-87899-56-1
Depósito legal: M-1.897-2026

Fotocomposición: Urano World Spain, S.A.U.

Impreso por: Liberdúplex, S.L. – Ctra. BV 2249 Km 7,4
Polígono Industrial Torrentfondo – 08791 Sant Llorenç d'Hortons (Barcelona)

Impreso en España – *Printed in Spain*

A mi hija,
por enseñarme lo que ningún libro explica:
que adaptarse no es ceder, es evolucionar.

A cada paciente que se negó a aceptar que su cuerpo
era un error, aunque el sistema así lo dijera.

A quienes dejaron de buscar la solución en el suplemento
perfecto y empezaron a escuchar el mensaje más allá
del síntoma.

A los que se cansaron de protocolos desfasados,
diagnósticos vacíos y tratamientos que cronifican
lo que prometen curar.

A los que eligieron dejar de ser rentables para
una industria que se lucra con cuerpos enfermos.

A quienes ya no buscan una fórmula mágica,
sino una verdad incómoda: que sanar es un acto
de soberanía.

Y a ti, que estás leyendo esto porque ya sabes —aunque
incomode— que el cuerpo nunca se equivocó.

Índice

PRÓLOGO

Cuando Fani me pidió que escribiera este prólogo, me reí. Como médica estoy acostumbrada a redactar informes clínicos, a escribir historias en las que todo se reduce a antecedentes, diagnósticos y tratamientos, pero nunca imaginé escribir el prólogo de un libro de salud. Sin embargo, acepté, y lo hice porque mi historia es la de alguien que, aun con toda la formación académica y científica, se encontró completamente perdida dentro de su propio cuerpo.

Durante años padecí síntomas que, según lo aprendido en la facultad, podían abordarse con cierta facilidad: estreñimiento crónico, aumento de peso, digestiones pesadas, incontinencias urinarias…, nada que pareciera grave, nada que no tuviera protocolos establecidos. Y, de hecho, seguí esos protocolos: fui a un compañero digestivo que me pautó laxantes y omeprazol, acudí a una fisioterapeuta de suelo pélvico para tratar las pérdidas y busqué el apoyo de una nutricionista para perder peso.

Desde mi mentalidad médica, aquello me parecía un enfoque correcto: estaba trabajando los distintos sistemas con especialistas diferentes. Eso, pensaba, era integrar. Estaba convencida de que, sumando piezas, encontraría la solución.

Pero no. Para mi sorpresa, nada de aquello funcionó de forma duradera. Mejoraba durante semanas, a veces durante meses, pero luego todo volvía: el estreñimiento, la pesadez, las incontinencias, el cansancio…, y cada vez los síntomas iban a peor.

Fue un golpe duro reconocer que lo que yo había considerado un abordaje integrativo era, en realidad, una fragmentación aún mayor: tres especialistas aislados que no hablaban entre sí ni conectaban lo que le ocurría a mi cuerpo como un todo. Yo misma, siendo médica, no entendía qué podía estar fallando.

Cuando llegué a la consulta de Fani, lo que me desconcertó fue la pregunta inicial:

—Si esos síntomas forman parte de una red conectada, ¿qué falla en la red?

No era una pregunta que soliese escuchar en mi entorno profesional; estamos entrenados para localizar problemas en compartimentos estancos, pero no para mirar ninguna red. Lo que descubrí fue que, en mi caso, todo se debía a un hipotiroidismo subclínico no diagnosticado, una condición en la que la ***glándula tiroides*** *comienza a funcionar de forma más lenta de lo normal,* ***pero sin que aún se presenten síntomas evidentes*** *o sin que haya sido detectada formalmente a través de un análisis médico. Esa tiroides lenta provocaba el estreñimiento y el aumento de peso, ese estreñimiento saturaba mi hígado y alteraba mi digestión, y los problemas de suelo pélvico eran la consecuencia mecánica de años de esfuerzos al ir al baño.*

Ahí entendí lo que significa de verdad un enfoque integrativo: no es acumular especialistas ni coleccionar tratamientos, sino comprender la trama que une a los sistemas. Si lo pienso fríamente, quizás un endocrino habría podido dar con la tecla antes, porque el origen estaba en mi tiroides. Pero lo cierto es que nunca me habría planteado acudir a uno: mis analíticas estaban dentro de los rangos normales, y ninguno de mis síntomas parecía, al menos de manera evidente, un problema endocrino. Yo misma, siendo médica, no asocié ese estreñimiento crónico, esas digestiones pesadas, la subida de peso o esas incontinencias con una tiroides lenta. Todo parecía disperso, inconexo, como piezas sueltas sin relación entre sí.

Y ahí fue donde esta visión desmontó muchos de mis esquemas como profesional. Porque entendí que lo que en consulta llamamos «síntomas atípicos» o «pacientes con disfunciones» muchas veces no son otra cosa que expresiones de una red desajustada y que el órgano que se queja rara vez es el único responsable.

Hoy escribo este prólogo pensando en ti, que quizás has recorrido un camino parecido al mío: múltiples pruebas, diagnósticos parciales, tratamientos que alivian un tiempo pero no resuelven la raíz. Quiero transmitirte que existe otra forma de abordar la salud, una mirada más amplia que integra y conecta lo que solemos analizar por separado. Para mí, descubrir este enfoque supuso un antes y un después, no solo a nivel personal, sino también en mi práctica profesional. Y estoy convencida de que en tu caso también puede marcar una diferencia significativa.

Ojalá hubiera tenido este libro en mis manos años atrás; me habría ahorrado frustraciones, tiempo y desgaste. Para mí, esta visión representó un faro en medio de la confusión, y confío en que también pueda convertirse en una guía para ti, porque, incluso a quienes llevamos bata blanca, este libro nos recuerda algo esencial: la salud no está en tratar partes, sino en comprender la red que somos.

En el prólogo que acabas de leer se narra la experiencia de Chus, una médica que, desde dentro del propio sistema, descubrió que a veces la clave no está en añadir más especialistas, sino en aprender a ver la red completa. Su mirada aporta la lógica, la precisión y la voz de alguien formado en la ciencia.

Me gustaría compartir contigo otra historia más, contada desde un lugar muy diferente para que comprendas que no hace falta ser médica para vivir la confusión de un cuerpo lleno de síntomas desconectados. La salud nos pone a todos frente al mismo espejo, seamos doctores o fontaneros, y la historia de Ángel lo demuestra:

> *Un día, mientras entraba en el taller, recibí un mensaje de Fani con una propuesta. Tras leerlo, incrédulo, yo le dije que adelante; claro que nunca hubiese imaginado que la propuesta sería que contase mi propia historia en su nuevo libro.*
>
> *Al principio, me asusté un poco, ¡menuda responsabilidad!, pero tras darle vueltas unos cuantos días, le dije que sí, que lo haría, y aquí va:*
>
> *Hace unos años comencé a padecer bruxismo. Me pasaba las noches apretando los dientes y haciendo ese ruido chirriante que a muchas personas les da grima, entre ellas mi mujer, así que muchas veces tenía que dormir en el sofá para que ella pudiese descansar. La situación era tan delicada que decidí ir a un dentista. La solución fue una férula de descarga, que resolvió uno de los problemas: el ruido molesto. Pero lo que ocurría es que, de tanto apretar, la férula se rompía cada dos por tres y tenía que cambiarla.*
>
> *Después llegó el cansancio. Y no era por falta de sueño, pues daba igual cuánto durmiese. Siempre me levantaba casi más cansado que antes de acostarme, algo que no entendía. Me decían que podía ser por el estrés del trabajo, y yo lo aceptaba porque pensaba que tenía sentido que así fuese. Pero no tenía lógica que durante el fin de semana o en épocas de menor estrés tuviese exactamente la misma sensación cada vez que me despertaba. Algo más debía de estar sucediendo.*
>
> *Decidí hacerme una analítica. ¿El resultado?: tenía algo de anemia, así que me pautaron hierro, vitamina B12 y ácido*

fólico, pero, después de unas semanas y de repetir la analítica, todo seguía igual o peor. Ni la médica ni yo entendíamos nada, y yo ya empezaba a verla un poco perdida porque notaba que no sabía qué más pautarme.

Al tiempo empecé a tener mocos, estornudos continuos y picores. Y ahí fue cuando se me encendió una bombilla: ¿sería alergia? Una semana después me hice las pruebas de alergia, pero nada: todo negativo. Cada vez estaba más confundido.

Una amiga de mi mujer me recomendó que fuese a una nutricionista, por si el problema provenía de la alimentación, y allá que me fui. La solución: una dieta baja en histamina. Estaba deseando que por fin esta fuese la respuesta, pero nada. Y a todo lo anterior se le sumaron las migrañas, que me dejaban fuera de combate durante horas.

Mi vida en ese momento podía resumirse en: férula por las noches, hierro por las mañanas, dieta, pastillas para el dolor de cabeza…, pero yo seguía igual. Me pasaba las semanas en citas con distintos especialistas (médico, nutricionista, neurólogo, digestivo…), y cada uno daba una explicación diferente a mis síntomas y malestar, pero yo cada vez iba a peor y nadie daba con la solución.

Un día, durante un descanso del trabajo, me saltó una publicidad de Fani en la que hablaba de muchos de los síntomas que yo tenía. Después de informarme un poco sobre lo que hacía ella en su consulta, pensé que por probar no perdía nada.

En la primera consulta con Fani le conté toda esta historia que estás leyendo y lo primero que me dijo fue: «¿Y si todo está relacionado?». Me chocó bastante. Jamás pensé que frotar mis dientes por la noche pudiese tener alguna relación con estornudar casi todo el día, con tener mocos o con estar tan cansado…

Fani me abrió un camino nuevo y me propuso varias pruebas. En una de ellas me salió que tenía parásitos. Sí, parásitos.

Había escuchado que hay gente que los tiene, pero nunca creí que mis síntomas podían deberse a eso. Empecé el tratamiento para los parásitos y todo empezó a mejorar. La verdad es que me sorprendió lo rápido que fue, o quizás es que llevaba tanto tiempo mal que sentir alivio de alguno de los síntomas ya era toda una bendición. Al tratar los parásitos, el bruxismo desapareció, ya no me levantaba tan cansado y las migrañas también se fueron. Y, además, volví a hacerme una analítica y los médicos determinaron que ya no tenía anemia.

Había pasado años recorriendo especialistas para cada síntoma, y la solución estaba en algo más sencillo: tratar todos esos síntomas en conjunto y no por separado. Por fin empezaba a sentir que mi cuerpo volvía a ser el de antes.

Así que, si estás leyendo esto, abre tu mente. No te quedes con que «es estrés», «es la edad» o «son cosas normales». Yo lo hice y perdí el tiempo durante años. Pensar en tu cuerpo de un modo más global no es una varita mágica, pero lo cierto es que mirar tus síntomas de otra forma puede darte respuestas que ni te imaginas. Así que ¿por qué no comenzar a hacerlo?

INTRODUCCIÓN
El centro que todo lo conecta

Durante años pensé que mi digestión era, simplemente, una cuestión de suerte. Me sentaba a la mesa, frente a un plato, y solo me cuestionaba de dos maneras: cuando los alimentos me sentaban bien, me sentía ligera y en paz; cuando no, sentía que algo no encajaba o que algo se apagaba sin entender muy bien por qué, y lo que más me desconcertaba en ese momento no era el dolor, la pesadez o el cansancio que aparecían después, sino la sensación de estar desconectada de mí misma, como si mi cuerpo rompiese inmediatamente todo vínculo con mi cabeza y el ruido que había en ella.

Y esto que me pasaba con la comida acababa por reflejarse en la vida en general, pues tenía claro lo que me hacía bien: dormir más, comer con calma, mover mi cuerpo, decir que no a tiempo y respirar antes de contestar. Sin embargo, no lo hacía. O lo hacía durante unos días y luego me perdía en la inercia de siempre.

No te voy a negar que eso me causaba una frustración infinita; mi mente parecía tener clara la fórmula exacta para llegar a un estado de salud óptimo —si es que eso existe—, pero antes de alcanzarlo volvía a la rueda y me convencía de que todo era culpa del contexto, del sistema, del trabajo o incluso de mi falta de voluntad.

Ya te lo adelanto: no era falta de voluntad. Aquello era otra cosa, algo más profundo que no lograba ver.

Con el tiempo descubrí que ese «algo» tenía nombre y que la neurociencia hablaba de ello. Que el estrés crónico, la inflamación persistente o incluso los pequeños desequilibrios hormonales pueden alterar nuestra capacidad de tomar decisiones y sostener cambios en el tiempo. Que cuando el cuerpo está desregulado, no importa cuántas veces te digas lo que «tienes que hacer», simplemente, no puedes hacerlo por mucho que quieras.

Cuando tu cuerpo no se encuentra en equilibrio funciona como un móvil con la batería al 2%. Sabes que tienes cosas importantes por hacer, pero simplemente no hay energía suficiente para mantener la pantalla encendida. No es que no quieras, es que no podrás hasta que lo recargues.

> Así funciona también nuestro cuerpo cuando está estresado o inflamado: por más que tengamos claridad sobre lo que queremos o necesitamos hacer, si la batería interna (tu sistema nervioso, hormonal, inmune, metabólico) está descargada, no hay opciones. No es un fallo de voluntad, es una señal de que es necesario ir a buscar el cargador y recargar la batería antes de exigirle al móvil que funcione como si nada.

Cuando entendí esto, empecé a mirar mi sistema digestivo con otros ojos. No como un órgano aislado, sino como el centro de una red que todo lo conecta. Un lugar de escucha, de conexión, de sabiduría silenciosa. Porque, al final, el cuerpo no se equivoca: simplemente intenta sobrevivir con la información que tiene.

Lo que comemos, lo que sentimos, cómo respiramos, las decisiones que tomamos, los pensamientos que repetimos, los vínculos que sostenemos —todo pasa, de alguna manera, por ahí—. El sistema digestivo es ese centro que digiere no solo alimentos, sino también emociones, ritmos, vínculos e ideas. El sistema digestivo no solo absorbe nutrientes, también interpreta la vida. Y lo hace en tiempo real, como un testigo silencioso de lo que ocurre dentro y fuera de nuestro cuerpo. Es un centro de percepción profunda, un lector sensible del entorno y de la historia que llevamos dentro. Cada bocado, cada emoción y cada pensamiento dejan una huella, y si aprendemos a escucharla y a leer sus señales, quizás nos permita empezar a vivir de otra manera.

Una manera más conectada y más coherente, porque no hay bienestar posible si el cuerpo y la mente van por caminos distintos, y solo uniéndolos podremos recordar que no somos piezas sueltas de un sistema que necesita arreglos. Somos una red viva, sensible y adaptativa. Una red que respira, que reacciona, pero que también se autorregula y que, cuando se le da espacio, tiempo y condiciones favorables, sabe volver al equilibrio por sí misma y sabe repararse. Al fin y al cabo, esa red siempre ha estado ahí. No necesita ser inventada, solo necesita ser acompañada y comprendida de manera global.

Este libro nace del deseo de entendernos desde dentro. Desde la humildad de ser conscientes de que el cuerpo sabe más que nosotros y de que solo reacciona a lo que percibe, y no necesitamos comprenderlo únicamente para prevenir enfermedades o mejorar síntomas, sino para recuperar el sentido de pertenencia a un cuerpo que habla, que siente y que también recuerda. Un cuerpo que nos sostiene y nos guía, incluso cuando ni nosotros mismos sabemos aún hacia dónde vamos. Pero también un cuerpo que no espera respuestas racionales, sino condiciones para sentir seguridad. En realidad, él no nos exige soluciones, sino presencia, porque el cuerpo, incluso dentro de su malestar, sigue siendo un maestro.

A lo largo de estas páginas entraremos despacio en esa red. Para observar cómo cada sistema —digestivo, hormonal, inmune, nervioso— no actúa de forma aislada, sino como parte de una inteligencia más grande. Porque entender cómo digerimos —en todos los sentidos— puede ser una forma de volver a casa.

En los próximos capítulos vamos a recorrer esa red. Vamos a mirar de cerca al sistema inmune, a nuestras hormonas y a nuestro sistema nervioso, no solo para entender cómo funcionan desde la fisiología o incluso la bioquímica, sino también desde la relación que cada uno de ellos tiene con el resto del cuerpo y con la vida misma, porque, incluso desde esa mirada, estoy segura de que algo tienen que enseñarnos. Cada órgano, cada sistema, tiene su propia lógica, su manera de adaptarse, de comunicarse, de buscar el equilibrio, pero, al mismo tiempo, tiene su propio lenguaje para alertarnos de que algo en él se ha desajustado.

Para comenzar a meternos en materia, en esta introducción me gustaría invitarte a dar un primer paso práctico. Al acceder a través del QR que encontrarás a continuación, podrás realizar un sencillo ejercicio: un test que te ayudará a valorar el estado actual de tu red de sistemas. La idea es que lo completes ahora, al inicio de tu camino, y que vuelvas a realizarlo cuando termines este libro. Así podrás comprobar tu progreso tras haber transitado por reflexiones, gestos y prácticas que, si aplicas con constancia, irán ordenando tu red poco a poco. Puedo asegurarte que, al volver a repetir el test al final de este viaje, descubrirás mejoras en varios puntos de tu salud y, sobre todo, en tu forma de habitar tu cuerpo.

Antes de continuar, debo advertirte algo: este viaje no es clínico, sino vivencial. No es para especialistas, sino para personas reales, como tú y como yo, que habitan un cuerpo y desean comprenderlo mejor. Es para quienes han sentido que algo no anda bien, pero no han sabido nombrarlo. Es para quienes presienten que el cuerpo sabe más de lo que parece y que, quizás, en su lenguaje silencioso están las respuestas que llevas tiempo buscando.

Porque, tal vez, si entendemos cómo digiere el cuerpo, podremos también aprender a digerir mejor la vida. Y, al hacerlo, sabremos por fin vivirla con más sentido, coherencia y plenitud.

1

El cuerpo como códice sagrado

Desde muy joven sentí una fascinación profunda por las culturas ancestrales. No era solo una curiosidad por lo exótico, sino una necesidad de comprender qué sabían aquellos pueblos que, sin tecnología ni evidencias clínicas, parecían tener una relación más sabia y coherente con el cuerpo. Me intrigaba su forma de leer la salud, su manera de interpretar los síntomas y su visión del cuerpo como parte de un entramado mucho mayor que sus órganos.

De todas esas culturas, la maya fue una de las que más me conmovieron. No por su arquitectura monumental ni por su sofisticado calendario, sino por su cosmología corporal. Descubrí que, para los mayas, cada punto en el universo —una persona, un árbol, una piedra, una montaña— podía ser considerado el centro. Una idea tan poética como radical: todo era centro, todo era sagrado, lo que en realidad quería decir que nada ni nadie estaba fuera del tejido.

En esa red, el cuerpo humano no era un objeto a diseccionar, sino un paisaje a interpretar. Los sabios mayas lo observaban como un microcosmos que reflejaba los ritmos del propio cosmos: sus órganos eran espejos del movimiento de los astros; sus fluidos internos, corrientes que replicaban los ríos; su respiración, un eco del viento que movía la selva.

Y, en medio de esa visión, la figura de la diosa Ixchel brillaba con fuerza. No era una deidad de una sola función, como muchas veces se nos presenta en la visión occidental. Ixchel era medicina, parto, agua y tierra. Era también tejedora y, en algunos mitos, serpiente que danza entre huesos. Esa amalgama de funciones aparentemente dispares no era confusión, sino integración. Porque, para los mayas, sanar era tejer; era volver a enlazar lo que se había roto y ordenar lo que había quedado disperso. Sanar no era intervenir, sino acompañar el ritmo natural de la vida, como quien sigue el esquema de un telar.

Ixchel, con su jarra derramando agua o su telar entre las manos, me pareció la imagen perfecta del cuerpo cuando funciona en red: fluye, transforma, conecta, expulsa lo que no necesita y acoge lo que le nutre. No como una máquina que ejecuta funciones, sino como un jardín que requiere cuidado, escucha y presencia.

Y empecé a preguntarme: ¿En qué momento dejamos de mirar nuestro cuerpo así? ¿Cuándo comenzamos a verlo como una estructura a reparar, en lugar de un sistema vivo, en constante diálogo con su entorno?

Tal vez esa sea la mayor pérdida de la modernidad: la ruptura del vínculo simbólico con nuestro cuerpo y, sobre todo, con su conexión con los procesos de la propia naturaleza que nos rodea. Lo transformamos en objeto de estudio, en lista de órganos, en conjunto de cifras. Lo nombramos con tecnicismos, lo seccionamos por especialidades, lo analizamos en informes. Pero olvidamos su lenguaje original: el de los ciclos, los elementos, las emociones y los ritmos.

En mi propio proceso, hubo un momento en que todo ese conocimiento científico acumulado no era suficiente, porque, aunque aplicase todo lo que se suponía que debería ayudarme a recuperarme, no era suficiente para encontrarme mejor. Fue curioso cuando me di cuenta de que la clave no estaba en lo «nuevo» o lo «moderno». Fui consciente de ello gracias a que las culturas ancestrales me devolvieron varias premisas clave sobre la salud que ya conocíamos antes de la tecnología y los laboratorios: el cuerpo es sabio, la enfermedad es mensaje y el síntoma es un lenguaje simbólico que debe ser traducido, no reprimido.

El primer paso del viaje que propone este libro es una invitación a recordar. A volver a ese lugar donde el cuerpo no es un problema que resolver, sino un territorio que habitar. Un lugar donde cada órgano tiene una voz, cada sistema un ritmo, cada desequilibrio una historia.

Recuperar esta mirada ancestral y global no es un acto nostálgico, aunque pueda parecerlo. Es, en realidad, un acto de rebelión contra lo establecido. Porque en tiempos donde todo nos empuja a desconectarnos, elegir ver el cuerpo como un códice sagrado —como hacían los antiguos mayas— es un acto de resistencia. Es recordarnos que no estamos rotos, solo estamos desorganizados, y que, tal y como Ixchel nos muestra, podemos integrarlo todo y volver a tejer. Porque sanar, al fin y al cabo, es eso: recordar y reestablecer el orden que llevamos dentro.

Este capítulo inaugura una nueva manera de mirar, donde la fisiología se entrelaza con el simbolismo, y donde la ciencia se convierte en un puente, no en una barrera. Porque entender al cuerpo desde la ciencia es importante, pero entenderlo también desde el alma, desde la naturaleza y desde lo orgánico es imprescindible. Solo así podremos iniciar un verdadero viaje hacia dentro, uno donde la digestión no es solo un acto mecánico, sino una forma de leer la vida que pasa a través de nosotros.

Arranca este viaje; el cuerpo está listo. La red comienza a despertar.

La fragmentación del cuerpo: de símbolo a máquina

Como hemos visto anteriormente, durante siglos el cuerpo fue territorio de lo sagrado. Un espejo lleno de significados que se leían desde los ciclos naturales, los mitos y los elementos. Era tierra, agua, fuego y aire, dialogando en forma humana. El malestar no era un fallo, sino un lenguaje y el síntoma, una señal para reordenar la vida. Pero, en algún punto de nuestra historia colectiva, esa lectura natural, orgánica y simbólica se perdió. El cuerpo dejó de ser un libro abierto y pasó a ser una compleja maquinaria; fue entonces cuando dejamos de escuchar sus ritmos y comenzamos a medir sus piezas.

Ese punto de inflexión comenzó a perfilarse con la llegada del Renacimiento. En una Europa sacudida por el pensamiento científico, la religión dejaba de ser el marco absoluto de la verdad, y la razón empezaba a tomar el timón. Fue en ese contexto que la Medicina moderna nació como una ciencia experimental, y con ella, la necesidad de observar el cuerpo desde dentro. Literalmente.

La disección humana, que había sido un tabú durante siglos debido a su asociación con lo impuro o incluso con lo herético, comenzó a permitirse en ciertas universidades europeas. Fue un cambio revolucionario, ya que, por primera vez, se podía ver «la verdad» de la carne. Huesos, vías, tejidos, sistemas, órganos...; se buscaba comprender la estructura del cuerpo humano desde una mirada objetiva, cuantificable y replicable.

Uno de los hitos de este giro fue la publicación de *De humani corporis fabrica*, de Andreas Vesalio, en 1543; una obra monumental que sentó las bases de la anatomía moderna. Sus ilustraciones eran precisas, casi artísticas, pero también profundamente descontextualizadas si ampliamos la mirada con lo que hoy sabemos.

El cuerpo aparecía diseccionado, expuesto, fragmentado, como si pudiera comprenderse mejor al separar sus partes.

Y, en efecto, la Medicina avanzó en esa línea, porque a medida que se descubrían órganos, funciones y patologías, iban naciendo las especialidades médicas: el corazón para el cardiólogo, el cerebro para el neurólogo, el intestino para el gastroenterólogo, la piel para el dermatólogo... Cada parte tenía su propio lenguaje y su propia ciencia, lo que permitía que una sola persona pudiese estudiar en mayor profundidad una de ellas. Pero, al mismo tiempo, también se instaló una forma de mirar que, aunque poderosa, era profundamente parcial: una mirada que aísla, que secciona, que olvida que el cuerpo es un todo.

Con este avance de la Medicina se impuso una creencia científica que aún nos atraviesa: que el conocimiento objetivo solo es posible desde la distancia, desde la separación y, por tanto, desde el control. Se pensó que para comprender la vida había que matarla primero y, de alguna manera, eso hicimos con el cuerpo: lo convertimos en un cadáver para poder entenderlo. Pero esa forma de ver no solo afectó a la Medicina, sino también a la manera en que nos relacionamos con nosotros mismos y con nuestra salud.

El síntoma, que antes podía entenderse como una forma de adaptación o de comunicación del cuerpo, comenzó a considerarse un defecto. Algo que debía ser corregido, eliminado y silenciado. Si algo duele, se tapa. Si algo se inflama, se suprime. No se pregunta por qué, no se escucha el contexto, se actúa sobre la parte afectada como si fuera un engranaje dañado.

Este modelo médico-mecanicista fue profundamente funcional para resolver urgencias, operar tumores o estabilizar pacientes, y sin duda salvó muchas vidas. Pero también introdujo una peligrosa simplificación: nos hizo creer que el cuerpo es una suma de piezas, y no una red unida que trabaja en equipo. Nos hizo olvidar que somos también historia, memoria, entorno y, sobre todo, vínculo. Que el intestino no solo digiere alimento, sino también impresiones. Que la piel no solo protege, sino que también expresa. Que el corazón no solo late, también siente.

Al reducir el cuerpo a sus componentes, también se redujo nuestra comprensión del proceso de sanar. Sanar dejó de ser un proceso de reconexión con el todo para convertirse en una reparación puntual del daño. Se buscó la causa en un solo lugar, se trató el efecto sin revisar el ecosistema y se pensó que, si algo funciona mal, basta con intervenir directamente en el órgano afectado.

Pero el cuerpo no funciona así; en realidad, **nunca lo hizo.**

El problema es que, cuando olvidamos la naturaleza relacional del cuerpo, también perdemos de vista su capacidad más relevante y aquella que ha permitido que hoy estemos aquí: la autorregulación. Un cuerpo no se sana solo por intervención externa, y menos mal. Se sana cuando se restablecen las condiciones internas para que pueda hacerlo por sí mismo. Esa sabiduría innata, presente en la fisiología desde la vida intrauterina, queda opacada por una mirada que busca controlar en lugar de comprender y que actúa, incluso antes de escuchar.

Quizás es solo una demostración más de que lo más doloroso de esta transición no fue solo la fragmentación del cuerpo, sino su desvinculación de la naturaleza. En las culturas ancestrales, el cuerpo era una expresión más del paisaje, formaba parte de la madre tierra y estaba íntimamente conectado a los procesos orgánicos de la naturaleza. Pero, en el paradigma moderno, ese vínculo se cortó. El cuerpo pasó a ser laboratorio, no tierra. Mecanismo, no organismo. Y, en ese cambio, se perdió parte de nuestra identidad más profunda: la de ser naturaleza encarnada.

Hoy, muchas personas viven desconectadas de su cuerpo y lo perciben como un enemigo, como una carga, como una máquina defectuosa que hay que optimizar. Sin embargo, esa visión nace de una historia cultural, no de una verdad absoluta y coherente con nuestra fisiología. El cuerpo no nació roto; lo que se rompió fue nuestra forma de mirarlo, y si eso fue aprendido, también puede ser recordado de otro modo.

Estas líneas son una simple invitación a revisar esa historia, para que puedas entender de dónde viene esta manera de mirar la salud y por qué ya no nos sirve del todo. Si queremos sanar de verdad, necesitamos volver a mirar el cuerpo como un todo, como una red simbólica, fisiológica y emocional, porque si la solución estuviese en la separación, tú no estarías leyendo hoy este libro.

Tal vez, si dejamos de mirar nuestro organismo como una máquina averiada, podamos volver a habitarlo como lo que siempre fue: una expresión viva del equilibrio o desequilibrio que hay en tu vida. Una red que no pide ser arreglada, sino reconocida, acompañada y escuchada, y solo entonces, cuando lo haces, puedes ser tú mismo en tu organismo.

La ciencia que vuelve al origen

Después de llevar años tratando de solucionar mis síntomas digestivos, llegué a pensar que la ciencia y el cuerpo hablaban en idiomas diferentes. Como si una necesitara pruebas para creer, y el otro solo pidiera ser sentido. Pero con los años comprendí que, en realidad, ambos buscaban lo mismo: entender el orden que sostiene la vida. Lo que cambia es el lenguaje, no la intención.

Pero fue mi historia personal —profundamente humana, visceral y silenciosa— la que me demostró que, en realidad, no están tan lejos la una del otro. Que cuando la ciencia se vuelve humilde y escucha, termina llegando al mismo lugar donde siempre estuvo el cuerpo: a su verdad relacional. Solo así pude volver a mirar a mi cuerpo como un todo, para encontrar a mi hija.

Volví a mi digestión para encontrar a mi hija

Durante catorce años, viví con la certeza de que mi cuerpo funcionaba bien. Después de una adolescencia marcada por las molestias digestivas —hinchazón, pesadez, digestiones lentas—, un día todo pareció ordenarse. No había dolor, ni acidez, ni urgencias. Viví muchos años sin síntomas, convencida de que la tormenta había pasado. Pensé que esa red interna que me sostenía —mi sistema digestivo, hormonal, inmune, nervioso— se había equilibrado al fin.

Pero entonces, después de un largo camino negándome el deseo de ser madre, conecté de manera muy visceral con mi instinto maternal y comencé a ser consciente de lo desconectada que me encontraba de mi biología. Tanto tiempo sintiendo que todo mi proceso terapéutico a nivel digestivo me había llevado a reencontrarme con mi cuerpo, y de repente pude ver que el camino aún tenía mucho que enseñarme.

Desde la humildad y, a la vez, con cierta inocencia, conecté con esta parte de mí y llegó el momento de buscar a mi primera hija. ¿Mi primer pensamiento?: Estoy en mi mejor momento; me siento fuerte, saludable, tengo buenos hábitos, emocionalmente soy capaz de fluir ante las circunstancias que se me presentan. Será fácil.

Había hecho tanto trabajo interno que creía haber alineado todo lo necesario para recibir una nueva vida, y lo cierto es que lograrlo fue tan fácil que incluso me sorprendí. Muy pronto llegó el positivo, la primera ecografía, el primer latido que se queda grabado en tus tímpanos… hasta que llegó la sangre. La misma sangre que una vez celebró mi feminidad, esta vez se volvió presagio. El cuerpo habló, no con palabras, sino con señales, y yo no pude hacer más que escucharlo en silencio.

Tuve dos abortos espontáneos. Dos vidas que rozaron la mía sin quedarse. Dos duelos que nadie veía, pero que me atravesaron entera. El primero me rompió; el segundo me descolocó aún más. Porque esta vez no hubo sangre, no hubo aviso, todo parecía ir bien, hasta que mi médica pronunció esas palabras que nunca olvidaré: «No hay latido, otra vez».

Dos pérdidas que me dejaron vacía, pero también despierta. El silencio se volvió protagonista. Y me di cuenta de algo devastador: que el cuerpo también puede romperse sin ruido.

A partir de ahí, empecé a mirar mi fertilidad desde otro lugar, el mismo lugar desde el que un día tuve que mirar mi digestión. No como un simple proceso fisiológico, sino como un espejo de lo que sucede dentro, en las capas más sutiles y profundas de nuestro ser. Y me recordó eso que tanto predico, pero que en momentos así tanto nos cuesta ver: mi cuerpo no estaba fallando, estaba hablando. Me mostraba que, aunque yo creyera estar bien, había un desequilibrio más sutil y más difícil de detectar a simple vista que no me permitía avanzar en mi camino hacia la maternidad.

Comprendí que los síntomas no siempre se manifiestan donde esperamos. A veces, el cuerpo no grita con dolor, sino que susurra con símbolos, y en la fertilidad ese lenguaje simbólico es tan potente como el más fuerte de los latidos.

Estas pérdidas me obligaron a soltar la idea de control, de linealidad, de lógica. Me invitaron a mirar más allá de los análisis, de los ciclos regulares, de las estadísticas, y sobre todo me llevaron a mirar mi organismo más allá de mi sistema reproductor. Así que, mientras buscaba fuera, inevitablemente me tocó mirar esa red de sistemas entrelazados y la calidad de sus conexiones.

Si tú también has vivido la ausencia de un latido, quiero decirte que no estás sola. Que tu cuerpo no es defectuoso. Que no eres menos mujer, ni menos completa. Que, a veces, el dolor parece no tener nombre ni lugar hasta que se lo damos, pero eso no lo hace menos válido.

Y, sobre todo, quiero invitarte a cambiar la pregunta. No te preguntes qué hiciste mal, porque nada pudiste hacer, por mucha impotencia que esto genere. Pregúntate más bien: ¿Qué puedo ofrecerle a mi cuerpo y a mi red para que encuentren de nuevo la forma de adaptarse y sostenerme?

Porque sanar no siempre es volver a latir. A veces, simplemente, es volver a escucharte.

Y ahí estaba yo. En medio de ese duelo invisible, sosteniendo un cuerpo que no entendía. Había pasado años celebrando la ausencia de síntomas como una victoria, como si eso fuera una señal inequívoca de ausencia de enfermedad. «Estoy bien», me repetía. Comía sin molestias, dormía mejor y descansaba, mis digestiones eran regulares y, durante un tiempo, eso fue suficiente, pero ahora entendía que había algo más profundo que no estaba viendo.

Cuando el cuerpo deja de doler, a veces también dejamos de escucharlo, y ese, sin saberlo, había sido mi mayor error.

Empecé a darme cuenta de que llevaba tiempo observando solo lo evidente, lo superficial, lo que se podía medir o describir fácilmente. Pero lo que me estaba pasando no cabía en una analítica ni en un informe médico. Era más sutil, más complejo y más difícil de nombrar.

Entonces me detuve. No para rendirme, sino para observar.

Volví a escuchar a mi cuerpo, pero esta vez con otra mirada. Ya no desde la expectativa de que me diera respuestas claras, sino con la intención real de comprender qué me estaba queriendo mostrar. Fue entonces cuando empecé a hilar puntos que, hasta ese momento, no había conectado.

Recordé una intoxicación fuerte que había vivido años atrás. Nada grave, pensé en aquel entonces, pero ahora, desde otro lugar, empecé a preguntarme si realmente todo había quedado resuelto. Pude confirmar cómo esa experiencia había dejado una huella más allá de lo que supuse, cómo ese contexto había predispuesto a mi cuerpo a expresar algo que jamás habría imaginado.

Al revisarlo con calma y acompañada de distintos profesionales, apareció una explicación que hasta ese momento no había considerado: una trombofilia. Una condición genética que en mi caso permanecía silenciosa, pero que podía activarse en ciertos contextos. En ese momento, pude comprobar en mis propias carnes lo que desde hacía tiempo venía estudiando y divulgando basándome en la epigenética: que la genética no es un destino escrito en piedra. El contexto —estrés, tóxicos, infecciones, vacunas, alimentación, descanso— puede encender o apagar predisposiciones. Eso es la epigenética: la forma en que la vida cotidiana dialoga con nuestros genes.

En mi caso, fue después de la vacuna contra la COVID-19 cuando aparecieron los síntomas que finalmente me llevaron al diagnóstico. No puedo afirmar con certeza absoluta qué ocurrió, pero sí sé lo que viví: ese fue el momento en que mi cuerpo expresó lo que hasta entonces había permanecido en silencio.

Y entonces, como si de repente se encendiera una luz, lo entendí: no fue una intoxicación aislada, no fue «mala suerte», fue como una pieza de dominó que desencadenó una cadena de respuestas dentro de mí. Una especie de código interno que se activó en silencio.

Fue ahí cuando lo vi con claridad: mi cuerpo respondió a través de esa red mostrándome que, más que un problema de equilibrio, lo que había era una falta de capacidad de adaptación. Había rigidez en mi red, y esa rigidez me impedía responder de manera flexible a las circunstancias que viví.

Ese fue el verdadero punto de inflexión. No el diagnóstico en sí, sino darme cuenta de cómo, durante tanto tiempo, había vivido desconectada de esa red interna. Me convencí de que la salud era ausencia de síntomas, pero la vida, una vez más, me enseñó que la salud real va mucho más allá. Tiene que ver con la calidad de la comunicación entre sistemas, con cómo el cuerpo regula, adapta y también compensa.

Gracias a todo eso, pude llegar a una pregunta que cambió el rumbo de mi búsqueda, al mismo tiempo que ampliaba mi mirada profesional: ¿Qué pasaría si dejáramos de mirar los sistemas por separado? ¿Qué pasaría si en vez de dividirnos en digestivo, inmune, hormonal y nervioso, empezáramos a entendernos como una red?

Una red que no se rompe de golpe, pero que puede empezar a tensarse, distorsionarse, enredarse... hasta que algo se manifiesta. A veces es una inflamación. A veces es insomnio. A veces es infertilidad. A veces, simplemente, el cuerpo deja de avanzar.

Y así, de esa experiencia profundamente humana, nació la necesidad de entender qué estaba pasando dentro de mí. De comprender, desde el cuerpo y desde la ciencia, cómo se relacionan estos sistemas entre ellos, pero también cómo el contexto individual de cada persona podía influir en equilibrar o desequilibrar esa red.

Solo cuando entendí que mi intestino no era solo un órgano de digestión, sino un centro de decisiones hormonales, inmunológicas y emocionales, todo cambió y lo digestivo dejó de ser solo digestivo para ser algo mucho más global. Los síntomas dejaron de ser errores aislados de un sistema para pasar a ser señales de una red rígida que tiene serias dificultades para adaptarse. El cuerpo, incluso en medio del silencio, siguió hablando.

Y fue entonces, cuando esa red se volvió a tejer con amor y conciencia, cuando Sira, mi hija, llegó al mundo.

Gracias a casos como el mío, o como muchos de los casos que vemos en consulta de disfunciones digestivas, hormonales, autoinmunes, infertilidad..., donde esta segmentación del cuerpo en sistemas se vuelve insuficiente para lograr resultados, hoy la ciencia empieza a cuestionarse y a hablar más de ejes que de órganos. Cada vez hablamos más del eje intestino-cerebro, el eje inmune-hormonal o el eje piel-intestino. Lo que antes eran partes, hoy se reconocen como conversaciones y en ese lenguaje que conecta, no solo hay biología en realidad, hay también una memoria de lo que siempre estuvo ahí.

Hoy, cuando leo investigaciones sobre cómo la microbiota modula la ansiedad, o cómo la inflamación puede alterar la función hormonal, siento que la ciencia, sin saberlo, está escribiendo el mismo lenguaje que hablaban nuestros ancestros, está regresando al lugar de donde todo partió. Un lenguaje que no divide, sino que teje.

Y quizás esa sea la verdadera revolución: volver a unir lo que nunca debió separarse. Entender que sanar no es corregir, sino restablecer comunicación y que no se trata de elegir entre ciencia o intuición, sino de recordar que ambas habitan el mismo cuerpo.

Porque, al final, la red siempre estuvo ahí, esperando que volviéramos a verla.

Después de siglos separando al cuerpo en piezas, y de empezar a comprender que esas piezas nunca dejaron de conversar entre sí, emerge una pregunta inevitable: ¿Qué forma tiene esa red? ¿Qué hilos la sostienen? ¿Qué sistemas dialogan en ella y cómo se afectan mutuamente?

La ciencia moderna —y la sabiduría antigua que nunca se fue del todo— coincide en que no hay un sistema aislado, una causa única, ni un síntoma que hable solo. Todo se entreteje: lo que digerimos, lo que sentimos, lo que respiramos, lo que pensamos. Y, en el centro de esa red, hay un lugar donde todo empieza: el sistema digestivo. No solo por ser la puerta de entrada del mundo exterior a nuestro interior, sino porque en él convergen funciones inmunológicas, hormonales, neurológicas y metabólicas.

No es un simple tubo, es un lector, un filtro, un puente. Un lugar donde lo físico y lo emocional se encuentran, se traducen y se transforman.

En el próximo capítulo vamos a adentrarnos en esa red. Vamos a ver de cerca quiénes la conforman y por qué el intestino, más que una pieza, es su corazón.

La red que todo lo conecta

Imagina que vas al teatro, te sientas en una de esas butacas rojas, descansas tu cabeza sobre el respaldo y empiezas a visualizar una escena en penumbra. El telón está a punto de levantarse. Sobre el escenario, no hay decorados exuberantes ni luces espectaculares. Solo una red invisible, extendida por todo el espacio, suspendida en el aire como si esperara ser activada. Esa red es tu cuerpo y los protagonistas que están a punto de entrar en escena no son actores, son sistemas vivos que dialogan entre sí en un guion espontáneo que cambia a cada instante.

En el centro de esa red, aguarda un personaje especial: **el sistema digestivo.** Pero aún no es su turno. Antes de enfocarnos en él, necesitamos conocer al resto del reparto. Porque ninguna función del cuerpo actúa sola, y ningún síntoma puede comprenderse sin entender quién más está hablando en esa obra.

Cada sistema es un personaje con una personalidad única, con un rol específico y una forma particular de comunicarse. Y para hacerlo más claro y que puedas comprenderlo a la perfección, vamos a imaginarlos con roles bien concretos dentro de esta gran obra que es la vida.

Primero entra **el sistema nervioso,** el director de la obra. El sistema nervioso capta lo que pasa dentro y fuera de ti, a la vez que coordina las respuestas de todo el cuerpo, por ejemplo, cuando te estresas o te calmas. El sistema nervioso decide qué escena va primero, cuándo se encienden las luces, qué tono deben tener los diálogos. Es quien capta, traduce y decide. Todo lo percibe: lo que pasa fuera —el ruido de la calle, una palabra fuera de contexto, un móvil que suena entre el público— y lo que pasa dentro —el hambre, el dolor, el miedo, la alegría y la emoción. Su función principal es coordinar respuestas, decidir si hay que luchar, huir o descansar y, simplemente, disfrutar de la obra. El sistema nervioso actúa con rapidez y es profundamente sensible.

Todas estas funciones no las lleva a cabo solo desde la cabeza. Aunque solemos pensar en el cerebro como centro de mando, en realidad el sistema nervioso se extiende por todo el cuerpo como una red viva que lo envuelve todo. Es tan sensible como veloz, tan poderoso como vulnerable. Porque sí, vive alerta, y aunque parezca tenerlo todo bajo control, también se agota, se colapsa, se confunde cuando hay demasiado ruido externo e interno. Por ello, cuando no hay seguridad suficiente, cambia el ritmo de todo lo demás.

Fisiológicamente, el sistema nervioso está compuesto por dos grandes ramas: el **sistema nervioso central (SNC)** —formado por el cerebro y la médula espinal— y el **sistema nervioso periférico (SNP),** que incluye todos los nervios que conectan el cerebro con el resto del cuerpo.

El sistema central procesa la información: allí se almacenan recuerdos, se toma conciencia de lo que vivimos y se producen las órdenes que luego serán ejecutadas. El cerebro, con sus billones de neuronas, es un órgano de interpretación: filtra todo lo que percibimos y lo transforma en pensamientos, emociones o reacciones. La médula espinal, por su parte, es la autopista principal por donde viajan las señales entre el cuerpo y el cerebro.

Por otro lado, el sistema periférico se encarga de ejecutar, y está dividido en:

- **Sistema somático:** controla los movimientos voluntarios, como caminar, levantar un brazo, escribir o hablar.
- **Sistema autónomo:** regula todo lo que no controlamos de forma consciente: la respiración, el ritmo cardíaco, la digestión, la sudoración, la dilatación pupilar... Dentro de este, hay dos ramas fundamentales:
  - **Simpático:** activa la respuesta de lucha o huida. Prepara al cuerpo para el esfuerzo, la acción, la alerta.
  - **Parasimpático:** promueve la calma, la digestión, el descanso, la reparación. Es la vía de la seguridad y la restauración.

Estas dos ramas no compiten, no es una o la otra, sino que se complementan. Pero, en muchas personas, el sistema simpático está hiperactivado, como si el cuerpo viviera en una alarma constante, incluso en ausencia de peligro real. Esto genera síntomas que muchas veces no asociamos con el sistema nervioso: problemas digestivos, dificultades para dormir, tensión muscular, ansiedad, dificultad para concentrarse, fatiga persistente.

Además, existe un tercer actor: el **sistema nervioso entérico**, que vive en el intestino. Tiene más de cien millones de neuronas y regula la motilidad, la secreción y la percepción digestiva. Se comunica con el cerebro a través del nervio vago, y su influencia es tan profunda que algunos lo llaman «el segundo cerebro», aunque quizás sería más justo considerarlo el primero, ya que se forma antes en la vida intrauterina y actúa como base de nuestra seguridad biológica.

Cuando este sistema está en equilibrio, nos sentimos presentes, conectados, disponibles para la vida. Pero, cuando está en desequilibrio —por estrés crónico, trauma no resuelto, inflamación persistente o una vida desregulada—, sus señales se distorsionan. El cuerpo deja de sentirse seguro, la mente se llena de ruido y lo que antes parecía simple, ahora se vuelve cuesta arriba.

Por eso, el sistema nervioso no solo dirige la obra: la habita. Y su tono de voz se filtra en cada diálogo, en cada pausa y en cada reacción. Entender cómo funciona es clave para comprender por qué, a veces, aunque sepamos lo que necesitamos, simplemente no podemos hacerlo.

Después del director de escena, aparece en la sombra alguien que no necesita hablar todo el tiempo para ser profundamente influyente. Es el **sistema hormonal:** el guionista invisible que escribe los tiempos, los matices y la emoción de cada acto. No corre, no grita, no improvisa. Trabaja en segundo plano, marcando los ritmos vitales con una delicadeza que a menudo pasa desapercibida... hasta que se altera.

Sus palabras no son sonidos, son unas sustancias químicas llamadas **«hormonas»**, y aunque son invisibles a simple vista, su efecto es inconfundible: cuando él está en armonía, el cuerpo fluye, y cuando su guion se desordena, todo lo demás pierde ritmo.

A nivel fisiológico, el **sistema hormonal o endocrino** está formado por un conjunto de **glándulas** distribuidas por todo el cuerpo. Estas glándulas liberan hormonas directamente al torrente sanguíneo, desde donde viajan hasta tejidos u órganos específicos para activar o modular funciones esenciales como regular el hambre, el sueño, el deseo, el ciclo menstrual, la temperatura, el metabolismo, el crecimiento, la ovulación, el embarazo y la lactancia. Las principales estructuras que lo componen son las que te muestro a continuación.

- **Hipotálamo:** es el puente entre el sistema nervioso y el hormonal. Recoge señales del entorno y del cuerpo, y en respuesta regula la actividad de la hipófisis. Es quien «lee» la escena y decide qué parte del guion hormonal debe activarse.
- **Hipófisis (o pituitaria):** está en la base del cerebro, y es considerada la glándula maestra. Regula otras glándulas endocrinas como la tiroides, las suprarrenales o los ovarios/testículos.
- **Tiroides:** ubicada en el cuello, regula el metabolismo, la temperatura corporal, el ritmo cardíaco, el estado de ánimo y la energía general.
- **Glándulas suprarrenales:** situadas sobre los riñones, producen cortisol, adrenalina y otras hormonas que intervienen en la respuesta al estrés, la inflamación y la presión arterial. También regulan ritmos circadianos y el equilibrio de minerales como el sodio.
- **Páncreas:** además de su función digestiva, produce insulina y glucagón, que regulan el azúcar en sangre, y es clave en la energía disponible para las células.
- **Ovarios** y **testículos:** producen hormonas sexuales (estrógenos, progesterona, testosterona), que regulan la fertilidad, el deseo, el ciclo menstrual, el embarazo, la menopausia, la masa muscular, el vello corporal…
- **Glándula pineal:** produce melatonina, responsable de los ciclos de sueño-vigilia. Su actividad se ve directamente influida por la luz y la oscuridad, por lo que es muy sensible a la exposición lumínica.

Cada una de estas glándulas responde a señales del sistema nervioso y, a su vez, influye en la actividad de otros sistemas, por lo que es una red finísima de retroalimentación que busca siempre el equilibrio.

Luego entra en escena **el sistema inmune,** el encargado de la taquilla. Quien decide, momento a momento, qué entra en esta obra y qué debe quedarse fuera. No lo hace por capricho, sino por instinto de protección. Es el guardián que revisa cada entrada, que se pregunta si aquello que llega es familiar o desconocido, si representa una amenaza o merece ser bienvenido.

Pero su labor va mucho más allá de «defendernos». El sistema inmune no es solo una fuerza de ataque: es una red sofisticada de vigilancia, memoria y regulación. No duerme; tampoco descansa. Está presente en cada tejido, en cada frontera del cuerpo. Es él quien reconoce lo propio, lo tolera y lo cuida... y quien reacciona cuando algo externo puede poner en peligro la integridad del sistema.

Este centinela está formado por una infinidad de células inmunitarias, unas células que se comunican entre sí a través de señales químicas y entre las que se encuentran: linfocitos, macrófagos, neutrófilos o células dendríticas, entre muchas otras. Algunas patrullan la sangre; otras se alojan en la piel, los pulmones, el intestino. Muchas viven en el sistema linfático, una red de canales y ganglios que actúa como segunda circulación: más lenta y más sutil, pero profundamente activa.

La mayor parte de estas células inmunológicas se concentran en el intestino —en lo que se conoce como GALT (tejido linfoide asociado con el intestino)—, lo que explica por qué lo que comemos, lo que respiramos, incluso lo que sentimos, puede influir en cómo este sistema reacciona. También explica por qué a veces, cuando este guardián se confunde o se estresa, puede atacar incluso lo que debería proteger.

Cuando hay equilibrio, el sistema inmune responde con inteligencia. Tolerancia y vigilancia a partes iguales. Pero, cuando se ve desbordado —por inflamación crónica, disbiosis intestinal, trauma, toxicidad o estrés mantenido—, sus respuestas se vuelven desproporcionadas y lo que antes era defensa, puede volverse ataque. Entonces aparecen alergias, autoinmunidad, infecciones recurrentes o síntomas difíciles de explicar, no porque el cuerpo falle, sino porque ha perdido la capacidad de discernir, pero de ello hablaremos más adelante.

Comprenderlo es dejar de mirar al sistema inmune como un ejército ciego, y empezar a hacerlo como una inteligencia viva, que necesita seguridad, descanso y espacio para discernir y responder correctamente.

> En las sombras, casi en silencio, trabaja **el sistema metabólico.** Este es el encargado de la utilería, el que mueve el decorado, el que se asegura de que todo esté donde debe estar para que la escena funcione. Transforma lo que comes en energía y mantiene el equilibrio entre gasto y almacenamiento para que todo funcione correctamente. No tiene grandes parlamentos, pero sin él nada funcionaría.

Su función es tan vital como discreta: transformar lo que entra en el cuerpo —alimento, oxígeno, luz solar, incluso emociones— en energía disponible. Regular el uso de esa energía según la necesidad del momento. Decidir si se almacena, si se distribuye, si se guarda para más tarde o si debe liberarse de inmediato.

Este sistema no está formado por una única estructura, sino por una **red de órganos y tejidos** que colaboran para mantener el equilibrio. El hígado, por ejemplo, actúa como un laboratorio central: convierte nutrientes, detoxifica, almacena glucosa en forma de glucógeno y regula el colesterol. El páncreas, desde su doble rol endocrino y exocrino, libera insulina y glucagón, dos hormonas fundamentales para mantener los niveles de azúcar en sangre en rangos seguros. El tejido adiposo —más allá de su mala fama— es también parte activa del metabolismo: no solo almacena grasa, sino que produce hormonas y moléculas inflamatorias que influyen en todo el cuerpo.

La tiroides, aunque forma parte del sistema hormonal, tiene un papel central en el metabolismo: sus hormonas (T3 y T4) determinan la velocidad a la que el cuerpo transforma la energía. Incluso el músculo esquelético, que muchas veces consideramos solo un sistema de movimiento, tiene una función clave: utiliza, regula y comunica información metabólica en función del tipo de vida que llevamos.

El metabolismo no es, como a veces se cree, una velocidad fija o una característica genética inamovible; es una danza entre disponibilidad y necesidad. Entre lo que el cuerpo tiene y lo que el entorno demanda. Por eso, cuando hay exceso de estímulo (estrés, inflamación, sedentarismo) o escasez de descanso, nutrientes o regulación emocional, este sistema comienza a desajustarse. Y su fatiga no siempre se siente como «falta de energía», a veces se expresa como ansiedad por lo dulce, niebla mental, retención de líquidos, cambios de temperatura, dificultad para bajar de peso, pérdida muscular o síntomas que parecen no encajar en ninguna categoría.

Pero, en el fondo, todo es información porque cuando el sistema metabólico se desregula, no está fallando: está intentando adaptarse para sostener el ritmo de una obra que quizás lleva demasiado tiempo sin una pausa.

¿Y el público? Eres tú. Observando y sintiendo todo, aunque a veces no entiendas del todo lo que ocurre en escena. Reaccionas a los silencios, a los cambios de ritmo, a las luces que se encienden o se apagan. Sientes en tu cuerpo los aplausos, las tensiones, los momentos de calma. Pero también puedes participar activamente: ofreciendo descanso, alimento, pausa, movimiento y escucha.

Todos estos sistemas están en escena. No se pisan, no compiten. Se escuchan y se ajustan al mismo tiempo que se acompañan. Pero, para que esa obra funcione, necesitan algo más que individualidad, necesitan conexión, y es ahí donde entra la red.

La red no es un sistema aparte. Es el conjunto de relaciones que se tejen entre todos. Es lo que permite que una emoción altere la digestión, que una inflamación afecte al estado de ánimo, que una carencia de descanso desequilibre el ciclo hormonal. Es esa red la que explica por qué una misma situación —una separación, una mudanza, una infección— puede afectar a personas distintas de formas muy diferentes. Porque cada red tiene su historia, su fortaleza y también sus puntos sensibles.

Hoy sabemos con claridad que el sistema nervioso, el endocrino (hormonal), el inmune y el digestivo no solo se relacionan, sino que se regulan mutuamente. Se influyen. Se adaptan en conjunto. Cada uno tiene su rol, pero también su oído puesto en el resto. Si uno habla más alto, los otros lo sienten. Si uno se calla, el silencio se vuelve síntoma. Al fin y al cabo, es lo mismo que sucede en una obra de teatro; si uno de los protagonistas no hace su papel, los demás se ven afectados y la obra al completo deja de ser lo que era.

Pero no todo en esta red ocurre en la superficie; digamos que hay diálogos que suceden entre bambalinas, interacciones que no vemos, pero que definen cómo nos sentimos, cómo respondemos y cómo sanamos. En ese plano más profundo, el sistema digestivo empieza a cobrar un protagonismo inesperado.

Porque no solo absorbe nutrientes. También produce neurotransmisores, modula hormonas, aloja al 80 % de las células inmunes, regula el eje inflamatorio, influye en el estado de ánimo y participa en la gestión del estrés. Es, literalmente, el centro de operaciones.

Por eso, si esa red que hemos descrito fuera un sistema solar, el sistema digestivo sería su Sol. Todo gira en torno a él, no porque sea el más importante, sino porque sin su luz, los demás pierden la orientación.

Y no hablamos de la digestión solo como un proceso físico o mecánico, sino como un acto simbólico. Lo que digiero, lo que tolero, lo que expulso, lo que absorbo. Comida, emociones, vínculos, ideas. Todo pasa, de una forma u otra, por este centro.

En el próximo capítulo vamos a sumergirnos en este Sol central. Vamos a descubrir por qué el sistema digestivo no solo es clave para entender nuestros síntomas, sino también para recuperar la conexión con esa red viva que somos.

Una red que, como toda obra, necesita dirección, armonía, vigilancia, energía... y un centro que sostenga.

Sistema digestivo

Si siguiéramos con la metáfora del teatro, como hicimos en el apartado anterior, podríamos decir que el sistema digestivo no solo forma parte de la obra, sino que es el jefe del teatro. Ese tipo de jefe que, como buen autónomo, hace un poco de todo. Llega antes que nadie, abre las puertas y permite entrar a las personas o alimentos, revisa las entradas por si alguna no está bien impresa, prepara el escenario, controla las luces y, si hace falta, también se sube al escenario a improvisar una escena cuando uno de los actores se pone enfermo.

Lo vemos ayudando en la taquilla, revisando quién entra y quién no. Porque el sistema digestivo no solo digiere alimentos: filtra, decide y elige. Es el portero y el seleccionador, el que deja pasar lo nutritivo y expulsa lo que no conviene o ya no es útil. Pero también es el técnico de sonido que ajusta el volumen de los mensajes internos, el regidor que sincroniza los tiempos del espectáculo, y hasta el dramaturgo que da forma a la narrativa general de la obra.

Durante siglos, lo subestimamos tratándolo como un simple tubo: comida que entra, residuos que salen. Lo consideramos un actor secundario, una simple tubería de procesamiento, pero hoy sabemos que es mucho más.

¿Qué ocurre entonces cuando comemos? Comer no es solo un acto cotidiano, es un ritual biológico, y aunque solemos pensar que empieza cuando el tenedor toca la boca, en realidad comienza mucho antes: cuando olemos, cuando imaginamos lo que vamos a comer y cuando lo decidimos.

Al anticipar una comida, el cuerpo ya se pone en marcha. Las glándulas salivales comienzan a segregar enzimas, el estómago empieza a producir ácido y todo el sistema digestivo se prepara para recibir. La boca no solo mastica; es la primera estación de un proceso de transformación. Allí, los dientes trituran, la lengua mezcla y la saliva —rica en amilasa— empieza a descomponer los azúcares complejos. Al tragar, ese alimento ya no es solo comida: es mensaje.

El bolo alimenticio desciende por el esófago en un viaje suave, empujado por movimientos musculares involuntarios, hasta llegar al estómago. En ese espacio oscuro, con sus paredes móviles, es donde comienza una digestión más intensa. Aquí el ácido clorhídrico y enzimas como la pepsina actúan sobre las proteínas, y mientras el estómago se expande, se contrae y se adapta, también se liberan hormonas que regulan el apetito, como la grelina, que nos susurra si ya es suficiente y estamos saciados.

A medida que el alimento parcialmente digerido —ahora llamado «quimo» — sale del estómago, entra en el duodeno, la primera porción del intestino delgado, y es ahí donde el cuerpo muestra su alquimia más delicada y precisa. El hígado, silencioso y denso, libera bilis a través de la vesícula biliar para emulsionar las grasas. El páncreas, por su parte, secreta enzimas que completan la descomposición de lípidos, proteínas y carbohidratos.

Cada sustancia encuentra su llave y cada molécula, su puerta de entrada.

A lo largo del intestino delgado —que mide entre seis y siete metros—, millones de vellosidades capturan los nutrientes y los entregan al torrente sanguíneo. Es aquí donde comemos de verdad, cuando lo que hemos ingerido se convierte en parte de nosotros: en glucosa que alimenta al cerebro, en aminoácidos que reparan tejidos, en grasas que forman hormonas y membranas celulares. Todo lo demás —lo que no sirve, lo que no se digiere, lo que no se necesita— continúa su camino.

El intestino grueso recibe ese resto y comienza otro proceso: la reabsorción de agua y minerales. Aquí habita la microbiota, esa comunidad invisible que fermenta fibras, produce vitaminas, modula la inflamación y entrena al sistema inmune. Aunque parezca el final, este tramo es también un espacio de interacción profunda con el cuerpo. Lo que se elimina, lo que se retiene, lo que se transforma, habla de cómo estamos, de cuánto nos permitimos soltar.

Finalmente, lo que no sirve es almacenado en el recto hasta ser expulsado por el ano. Un acto tan básico como necesario, porque parte de digerir también implica saber eliminar.

Y así, cada comida se convierte en mucho más que nutrición. Es una conversación íntima entre órganos, hormonas, bacterias y emociones. Una cadena de eventos que nos recuerda, una y otra vez, que todo lo que entra deja una huella y todo lo que no sirve o no se necesita, se elimina.

Pero, más allá de sus funciones biológicas, el sistema digestivo es un lector del mundo interior y exterior, un nodo esencial en la red de sistemas que conforman nuestro cuerpo. Podríamos decir, sin exagerar, que digerimos y traducimos la vida a través del intestino.

Esta traducción no es solo química, es también emocional, sensorial y energética. Hay personas que no toleran un alimento sin motivo aparente, hasta que exploran un duelo, una separación o un estrés que se activó en paralelo. ¿Es el intestino el que rechaza? ¿O es la vida misma la que se está haciendo indigerible?

El sistema digestivo está equipado con su propio sistema nervioso, llamado «sistema nervioso entérico», que se desarrolló antes incluso que el cerebro en la vida intrauterina, como te comentaba anteriormente. Por eso, algunos expertos lo llaman «el primer cerebro». No porque piense, sino porque percibe, integra y responde de forma autónoma. Curiosamente, existen estudios en los que se separó el intestino del resto del cuerpo en modelos animales, y los investigadores observaron que, incluso sin conexión directa con el cerebro central, el intestino seguía funcionando: generaba movimientos peristálticos, liberaba enzimas y regulaba funciones básicas por sí solo. Esta autonomía es la que da sentido al concepto de «primer cerebro». El sistema digestivo no espera órdenes para actuar: percibe, decide y responde desde su propia lógica.

Este sistema nervioso tiene más de cien millones de neuronas distribuidas a lo largo del tracto digestivo y mantiene una conversación constante con el sistema nervioso central, sobre todo a través del nervio vago.

¿Qué es el nervio vago?

El nervio vago es el nervio más largo del sistema nervioso autónomo. Viaja desde el cerebro hasta el abdomen, pasando por el corazón, los pulmones y los intestinos. Su nombre viene del latín *vagus*, que significa «errante», porque literalmente recorre gran parte del cuerpo. Es como un hilo conductor que lleva mensajes desde el cerebro hasta los órganos (y viceversa), facilitando la regulación de funciones automáticas como la frecuencia cardíaca, la digestión, la respiración y la respuesta al estrés. Se considera un puente clave en la comunicación cuerpo-mente.

El diálogo que sucede entre nuestro intestino y nuestro cerebro gracias al nervio vago se conoce como «eje intestino-cerebro». Pero hoy sabemos que no es un eje lineal, sino una conversación compleja que involucra también al sistema inmune, al sistema hormonal, al metabolismo. De ahí surge un concepto clave: el eje intestino-cerebro-inmunoendocrino.

Para entenderlo mejor, pensemos en un ejemplo cotidiano: el estrés.

Imagínate que estás viviendo una situación laboral muy tensa. Te levantas sin hambre, con un nudo en el estómago. Vas al baño y algo no va bien: diarrea, estreñimiento, gases. En paralelo, notas que te enfermas con facilidad, que se te cae el pelo, que duermes peor, que tu menstruación se vuelve irregular. Todo esto, aunque parezca disperso, podría estar conectado por un solo hilo conductor: un sistema digestivo desregulado.

Cuando el cuerpo percibe peligro —real o simbólico— libera cortisol. Ese cortisol, en pequeñas dosis, es necesario. Pero si el estrés se sostiene en el tiempo, la inflamación aumenta, la digestión se detiene, se reduce la producción de ácido del estómago, la microbiota se altera, y la red completa empieza a funcionar de manera desordenada.

Lo digestivo deja de ser solo digestivo. Lo hormonal deja de ser solo hormonal. Todo empieza a mezclarse y a retroalimentarse. Como en una obra de teatro donde uno de los protagonistas se olvida del guion, algo que inevitablemente impactará en el resto de personajes.

Durante ese estrés sostenido en el tiempo, el intestino no solo deja de digerir correctamente, también comienza a enviar señales de alarma al sistema inmune, que reacciona de forma exagerada o insuficiente. A la vez, se alteran las hormonas sexuales y tiroideas, y el sistema nervioso entra en un bucle de sobreexcitación o apatía. Esto es lo que vemos reflejado en síntomas como ansiedad, niebla mental, infecciones recurrentes, acné, ciclos irregulares, dolores articulares, fatiga crónica o cambios en el estado de ánimo.

La microbiota intestinal —esos billones de microorganismos que conviven en nuestro intestino— es clave en esta historia. No solo ayuda a digerir, sino que también produce neurotransmisores como la serotonina, más conocida como «la hormona de la felicidad» (más del 90% se sintetiza en el intestino), modula la inflamación y enseña al sistema inmune a distinguir lo propio de lo ajeno. Si esa microbiota se desequilibra (disbiosis), los efectos se sienten en todo el cuerpo, incluso en lugares tan alejados como la piel, el cerebro o los ovarios.

Aquí es donde se vuelve esencial abandonar la mirada fragmentada. Una rosácea puede tener su origen en una permeabilidad intestinal, una migraña puede estar relacionada con una celiaquía no diagnosticada y una infertilidad funcional puede comenzar con una inflamación digestiva que altera la absorción de nutrientes clave.

Pensemos en Marta, por ejemplo. Una paciente que llegó a consulta con fatiga, ansiedad y caída del cabello. Tras varios estudios, su tiroides parecía funcionar correctamente. Pero, al revisar su historia completa, descubrimos una fuerte disbiosis intestinal, generada por años de dietas restrictivas y antibióticos mal gestionados, aunque a priori ella no había indicado sintomatología digestiva asociada. En realidad, cuando indagamos en sus digestiones, nos comentó que en general se hinchaba un poco tras las comidas, y que a veces iba algo peor al baño, pero que pensaba que era lo normal. Al trabajar sobre su intestino, no solo mejoraron sus digestiones, también recuperó energía, mejoró su estado anímico y su cabello dejó de caerse. Lo que parecía un problema hormonal era, en realidad, una expresión de un intestino olvidado.

O tomemos el caso de Clara, una mujer en la menopausia que había empezado a notar que todo lo que comía le hinchaba, sentía la digestión lenta, y ya no dormía como antes. Lo atribuía a la edad, pero al observar su microbiota, su tránsito intestinal y su inflamación de bajo grado, comprendimos que su flora intestinal ya venía desequilibrada incluso desde antes de la menopausia, y con el descenso de estrógenos la sintomatología se agudizó. Al restablecer ese equilibrio, mejoraron los sofocos, la digestión y su descanso.

Estos casos nos muestran que la salud no depende de una sola variable, sino que es el resultado de muchas interacciones pequeñas. Lo que comes, lo que piensas, cómo duermes, cómo respiras, a quién abrazas, todo influye y muchas de esas señales pasan por el sistema digestivo.

La digestión es más que transformar alimentos en energía, es un proceso de selección, de discernimiento y de regulación. Por eso cuando está alterado, no solo lo notas en el estómago, también lo sientes en la cabeza, en la piel, en el ciclo menstrual, en el ánimo... Entender el intestino como un centro integrador nos permite volver a una Medicina más humana, más cercana, pero sobre todo nos permite mirarnos de una forma más real.

Aunque también debo recordarte algo: no se trata de idolatrar al intestino u obsesionarnos con él, sino de devolverle su lugar en escena. Recordar que es un mediador silencioso de casi todo lo que sentimos y vivimos. Y que, si aprendemos a cuidarlo, podemos transformar no solo nuestra salud física, sino también nuestra manera de habitar el mundo.

Este capítulo no busca darte fórmulas mágicas, sino abrirte a una nueva forma de mirar, porque cuando dejamos de pensar en el intestino como un tubo y empezamos a verlo como un centro de decisiones fisiológicas, emocionales y relacionales, todo cambia.

Ahora bien, ¿por qué el intestino es el centro de esta red?

¿Por qué el intestino es el centro de la red?

En realidad, podríamos preguntarnos con toda lógica: ¿Por qué el sistema digestivo y no otro? ¿Por qué no el sistema inmune, que regula las defensas? ¿O el hormonal, que marca nuestros ritmos y energía? ¿Qué hace al intestino tan importante?

La respuesta no está en un único lugar, sino en la suma de sus funciones.

Si volviéramos a imaginar nuestro cuerpo como ese gran teatro que venimos explorando, el sistema digestivo no sería solo el jefe multitarea que gestiona entradas, luces, sonido y escena. Sería también el núcleo donde confluyen las decisiones, el espacio desde donde se define el tono de la obra, el ritmo del espectáculo y la calidad de la experiencia para todos los personajes que intervienen. No porque tenga un rol superior, sino porque es el escenario donde se cruzan casi todas las líneas de diálogo.

Esto no siempre fue evidente. Durante décadas, se pensó en el sistema digestivo como un actor funcional, eficiente, pero secundario. Sin embargo, a medida que la ciencia ha avanzado, hemos empezado a descubrir que el intestino no solo digiere alimentos, sino que también digiere realidades. Y en esa digestión simbólica y literal, interviene en funciones que antes atribuíamos por separado al sistema inmune, hormonal o incluso nervioso.

Pensemos en lo primero: el sistema digestivo es una frontera; todo lo que comemos, bebemos o ingerimos pasa por él, ya que es nuestra principal puerta de entrada al mundo exterior. Por eso, casi el 80 % de nuestras células inmunitarias están situadas alrededor del intestino. Estas células —que podríamos imaginar como los centinelas del cuerpo— son pequeñas unidades especializadas cuya función principal es reconocer lo que entra, decidir si representa una amenaza y actuar en consecuencia, se forman en la médula ósea a partir de células madre y su función principal es defender al cuerpo frente a infecciones y enfermedades. Estas células identifican y combaten patógenos, como bacterias y virus, y son tales como los linfocitos (células B y T), los fagocitos (como los macrófagos y neutrófilos), las células dendríticas y las células citolíticas naturales. El cuerpo ha colocado a sus defensores justo allí donde la vida toca por primera vez el interior. Esto no es una coincidencia; es un diseño biológico con sentido. Además, el intestino no solo permite el paso de nutrientes: también decide qué se queda y qué se va. Tiene mecanismos de selección tan precisos que pueden detectar partículas mínimas y marcar si son peligrosas o no. Esta función de «aduana» está tan integrada que condiciona la respuesta inmunitaria del resto del cuerpo. Un intestino permeable, por ejemplo, no solo produce inflamación digestiva, también puede activar o desactivar respuestas inflamatorias en articulaciones, piel o cerebro, por ejemplo.

Pero su rol no termina ahí. El sistema digestivo también conversa con nuestras hormonas a través de la microbiota, una red de microorganismos influye en la producción, transformación y regulación de compuestos clave como los estrógenos (hormonas sexuales que, entre otras funciones, regulan el ciclo menstrual y protegen el corazón y los huesos), la insulina (la hormona que gestiona el azúcar en sangre y nos da energía) o la grelina (conocida como «la hormona del hambre», que regula el apetito y nos indica cuándo necesitamos comer). A través de esta conexión, el intestino participa en nuestro metabolismo, en la sensación de saciedad y en la energía con la que arrancamos el día. ¿Te cuesta levantarte por las mañanas? ¿Sientes altibajos inexplicables en el estado de ánimo o en el hambre? Muchas veces, la raíz de esas señales no está en la cabeza, sino en el intestino.

Además, el sistema digestivo también desempeña un papel decisivo en la producción de neurotransmisores, como la dopamina (implicada en la motivación, el placer y el enfoque), la GABA (clave para la calma) o la serotonina, relacionada con el bienestar. Aunque solemos asociar estas sustancias con el cerebro, una gran parte de ellas se producen en el intestino, de hecho, se ha observado que muchas personas con desequilibrios intestinales presentan síntomas como ansiedad, insomnio, tristeza persistente o incluso depresión, y viceversa. Es por ello que cuidar del intestino, en este sentido, es también una forma de cuidar de nuestra mente, nuestras emociones y nuestro ánimo.

Aquí es donde entendemos la verdadera centralidad del sistema digestivo: no porque haga una sola cosa muy bien, sino porque hace muchas cosas al mismo tiempo, en coordinación con el resto de sistemas. Es puente, filtro, regulador y sensor. Participa en lo inmunológico, en lo hormonal, en lo nervioso y en lo metabólico, y por eso, cuando se desequilibra, no se desajusta solo: arrastra consigo al resto de la red.

No se trata de decir que el intestino es el origen de todo. Pero sí de reconocer que, por su papel transversal, puede ser un factor clave en casi cualquier desequilibrio y, sobre todo, que cuando lo cuidamos, mejoran muchas más cosas de las que esperamos.

Cuidar el intestino no es solo comer bien. Es aprender a descansar, respirar, manejar el estrés o reducir los tóxicos de nuestra vida. Es elegir relaciones que nutran y ritmos que respeten nuestros ciclos. Porque todo lo que altera el equilibrio general del cuerpo pasa, de una forma u otra, por el sistema digestivo. Y si él está regulado, es mucho más probable que el resto de la red encuentre también su armonía.

En este capítulo trato de mostrarte de algún modo que existen jerarquías en este escenario corporal, porque el sistema digestivo no actúa por separado, sino como parte de una orquesta compleja, donde cada instrumento importa, pero donde el director inevitablemente necesita estar en equilibrio para que todo lo demás suene bien.

Llegados hasta aquí, es momento de adentrarnos en esa red que venimos explorando. Porque ahora que sabemos que los sistemas no están separados, podemos empezar a descubrir qué podemos aprender de cada uno de ellos, y cómo el sistema digestivo dialoga con todos ellos para sostenernos, regularnos y, a veces, hasta salvarnos de nosotros mismos.

2

El idioma secreto del sistema inmune

Aprender a escuchar a nuestro cuerpo implica conocer su lenguaje. Puede que nuestro sistema digestivo y nuestro sistema inmune no hablen con palabras, pero su idioma secreto será fácil de comprender si prestamos atención y nos percatamos de sus señales, avisos y mensajes.

En este capítulo te ayudaré a comprender qué te dice tu sistema inmune cuando quiere comunicarse contigo, para que puedas entender sus necesidades y estar en sintonía cuerpo-mente. Y, para lograrlo, comencemos con mi propia historia; quizás encuentres similitudes con la tuya.

Cómo nacer en una familia de militares influyó en mi sistema de defensa

Durante prácticamente toda mi vida pensé que tenía un carácter fuerte y que eso de estar en guardia todo el tiempo era parte de mi personalidad. Lo achaqué a mi necesidad de tenerlo todo bajo control, de anticiparme a cualquier problema, de sostener incluso cuando ya no podía más. Esa fui yo durante muchísimos años de mi vida: Fani, la fuerte.

Me creí esa realidad, sin embargo, con el tiempo me di cuenta de que esta no era mi forma de ser, sino mi forma de sobrevivir.

Crecí en una familia donde la disciplina era un valor sagrado, entre uniformes, armas y órdenes que no se discutían. En la cómoda de la habitación de mi estudio, donde otras niñas solían tener libros de cuentos o estuches de colores, yo tenía dos escopetas. Eran de mi padre, que, además de trabajar con precisión milimétrica en su profesión, era también cazador. Hermano de militar, nieto de jefe de la Guardia Civil, sobrino de jefe de la escolta de la Casa Real... Creo que con esta descripción te puedes imaginar cómo en esa casa la autoridad, la obediencia y la rectitud no se negociaban.

Pasé mi infancia y adolescencia en una casa donde había una única manera correcta de hacer las cosas, y era esa o ninguna. Donde la vulnerabilidad no tenía mucho espacio, porque había que ser fuertes. Aguantar. Poder con todo. No quejarse. Ser resolutivos. Ejecutivos. Impecables.

El error era una amenaza. La debilidad, un peligro. Y, aunque no se decía en voz alta, el mensaje estaba claro: si fallas, mueres. No literalmente, claro. Pero esa era la atmósfera emocional.

En el campo de batalla, un fallo puede costarte la vida, y, de algún modo, ese código se trasladaba sutilmente a todo: a cómo tenías que hacer la cama, a cómo afrontabas un examen o incluso a cómo respondías si alguien cuestionaba tu punto de vista. Todo se vivía como una lucha. Contra la vida. Contra los de fuera. Contra el error.

No había mucho espacio para dudar o sentirte frágil. Lo importante era estar a la altura, rendir, demostrar. Y si podías con todo, mejor. Y si no podías..., esa no era una opción.

Aprendí muy pronto a no mostrar cansancio. A no pedir ayuda. A tragarme la rabia, el miedo o la tristeza como si fueran un bocado más que había que digerir rápido. Y, claro, todo eso te moldea. Me volvió resistente, sí, pero demasiado. Resistía más de lo que yo misma podía en realidad, y me mantuvo en modo vigilancia durante años, como si siempre estuviera esperando el próximo disparo, la próxima orden, la próxima batalla.

Mi sistema inmune no empezó a fallar de un día para otro. Empezó a *defenderme* desde muy temprano, como si hubiese absorbido el mensaje invisible de que el mundo era un lugar hostil y de que todo lo que entraba —ya fuera comida, emoción o experiencia— debía pasar un filtro estricto. Mi sistema inmune sentía que había que estar alerta, porque si bajabas la guardia, algo malo podía pasar.

Y no lo sabía entonces, pero ese filtro tenía un precio.

Lo tenía a nivel emocional, porque no me permitía caer, pedir ayuda o mostrarme vulnerable. Lo tenía a nivel mental, porque vivía en un modo constante de análisis, alerta y juicio. Y lo tenía a nivel biológico, porque ese sistema inmune tan entrenado para protegerme empezó a confundirse y parecía que no supiera ya distinguir entre una amenaza real y una imaginaria.

El cuerpo, mi cuerpo, empezó a atacar donde no debía, como si llevara una armadura puesta todo el tiempo, incluso cuando ya no había guerra.

Recuerdo un momento muy concreto en el que todo esto me hizo clic. Estaba revisando algunos estudios sobre la relación entre trauma infantil y autoinmunidad, y leí una cita del médico y escritor canadiense Gabor Maté que me impactó:

> *El trauma, en la mayoría de los casos, es multigeneracional. La cadena de transmisión va de padres a hijos, extendiéndose desde el pasado hacia el futuro. Transmitimos a nuestra descendencia aquello que no hemos resuelto en nosotros mismos.*

Me impactó profundamente porque, al mirar atrás, podía ver esa «cadena de transmisión» en mi propia historia. Las armas de mi padre en la cómoda, el uniforme de mi tío en la pared, la historia de mi bisabuelo… Ese legado hizo que acabase envuelta en una exigencia silenciosa: cumplir, rendir, demostrar. Ser fuerte. No fallar. Y esa urgencia se hizo carne en mis células. En cada respuesta inmunitaria, en cada inflamación silenciosa que brotaba sin razón aparente.

Y me quedé ahí, mirando esa cita, sintiendo cómo todas esas veces que me dijeron «No llores», «Tú puedes sola», «No exageres» se transformaban en síntomas que no podía explicar. En fatigas crónicas. En reacciones inflamatorias. En desequilibrios inexplicables. En un cuerpo que reaccionaba demasiado ante cualquier cosa, por pequeña que fuese.

Entonces lo entendí. No era mi sistema inmune el que fallaba, era mi historia la que se estaba expresando a través de él.

Mi historia militar no estaba solo en los uniformes o en la disciplina excesiva, en realidad estaba en cómo aprendí a *no rendirme nunca*, incluso cuando ya estaba rota. En cómo asumí que mostrar cansancio era debilidad. En cómo normalicé la autoexigencia excesiva como una forma de merecer amor o autovalidarme. Y mi sistema inmune, como un soldado bien entrenado, hizo lo mismo: *reaccionó sin parar*. A veces contra un virus, a veces contra una bacteria. Otras veces contra mí misma. Y no es que me enfermara por pensar mal. No. Es que, de algún modo, mi cuerpo era un reflejo de cómo llevaba demasiado tiempo sin saber cómo bajar la guardia, sosteniendo una alerta constante que me enfermaba.

A lo largo de los años me di cuenta de que esa vigilancia constante era agotadora. No solo mentalmente, sino a nivel biológico. Porque cuando el sistema inmune vive en modo lucha, lo que debería ser protector se convierte en destructor. La inflamación deja de ser temporal y se vuelve crónica. El cuerpo se confunde y empieza a atacar lo propio. Se cansa, pero no se detiene. Se enciende, pero no encuentra cómo apagarse.

Y eso tiene consecuencias. No siempre visibles, pero están ahí.

Hay algo que no te cuentan sobre la inmunidad, y es esto: **no se trata solo de defensa**. También tiene que ver con la capacidad de reconocer lo propio. De saber qué soy yo... y qué no. De establecer límites, sí, pero también de permitir. De regular sin sobreproteger. Y, para eso, se necesita seguridad.

Pero si tu sistema aprendió que el mundo es peligroso, entonces vive sobreactivado. Igual que el mío. Igual que muchas personas que, como yo, aprendimos a vivir en tensión, en rendimiento, en demostración constante.

Lo que más me impactó de este proceso fue descubrir que, al igual que mi historia, mi sistema inmune también podía reprogramarse. No desde la negación, sino desde el permiso. Desde el cuerpo. Desde la conciencia de que ya no tenía que estar en guerra todo el tiempo y de que estaba a salvo.

Entender de dónde venía esa estructura fue, curiosamente, lo más fácil. El verdadero reto fue salir de ella, porque no era solo una idea en mi mente, sino una forma de habitar el mundo que ya se había metido en cada una de mis células.

Estaba escrita en mi tono muscular cuando tensaba la mandíbula en un imprevisto, en mi respiración entrecortada cuando algo no salía como esperaba o en la manera de anticipar cada escenario posible como si todo fuera una misión de vida o muerte. Estaba en mi sistema inmune, respondiendo a cada estímulo con una reacción desproporcionada, como si todavía viviera en ese campo de batalla que había integrado.

Y, aunque hice mucha terapia, especialmente a nivel inconsciente, hubo un momento que marcó un antes y un después, por lo que he pensado que, al compartirlo contigo, podría ayudarte a tomar consciencia de cómo transformar esa estructura es posible. Así que empecemos.

Sucedió durante una dinámica grupal de hipnosis, tras una jornada de mucho movimiento emocional. Alguien me hizo una pregunta sencilla, pero demoledora: «¿Qué necesita oír tu cuerpo para dejar eso atrás?».

Y, sin pensarlo, salió de mí una frase que no sabía que estaba esperando: «La guerra terminó».

Me derrumbé. Sentí cómo algo en mí se aflojaba. Como si por fin alguien hubiera sacado la bandera blanca. Como si por primera vez pudiera permitirle a mi sistema bajar las armas. No era una metáfora. Era un *alto al fuego interno*, y fue ahí donde algo cambió, con esa frase se abrió un espacio donde antes solo había alerta. Fue el comienzo de lo que vendría a continuación.

Porque, evidentemente, el proceso no terminó ahí.

Porque, una vez que bajé las armas, apareció el miedo.

Recuerdo perfectamente cómo, en ese «después», empecé a enfrentarme al mundo con desconfianza, con una sensación incómoda de desnudez. Ya no tenía escudos, y aunque eso era parte del proceso, también aparecieron las dudas, la necesidad de controlarlo todo otra vez.

Y entonces, me hice a mí misma la misma pregunta: «¿Qué necesita oír tu cuerpo para dejar esto atrás?».

La respuesta apareció clara como el agua: «Necesita un salto de fe».

Y, sin duda, eso era lo que necesitaba: tener fe en la vida, en las personas, en mí. Pero, claro, una cosa era decirlo y otra dar ese salto, así que decidí convertirlo en un acto simbólico, y llevarlo a cabo en cierta medida para poder integrarlo.

Y no, no me tiré en paracaídas ni hice puenting; me refería a un salto de fe, no a un salto mortal.

Sí me lancé desde un trampolín alto, en una playa del norte, con ese nudo en la garganta que aparece cuando estás a punto de hacer algo nuevo. Algo que da miedo. Algo que requiere una gran dosis de confianza en que vas a salir sana y salva del agua.

Así que acerqué mis pies al bordillo, sentí la adrenalina, mi cuerpo se tensaba y mi mente empezaba a desarrollar todos los motivos por lo que estar ahí no era una buena idea: «¿Y si tropiezas, y si caes mal, y si te golpeas con una roca?». Cada «y si» más catastrófico que el anterior. Tenía miedo, sí, pero sabía que en el fondo la única forma de silenciar esa voz era saltar, así que inspiré. Y, sin pensarlo más, me lancé gritando: «¡Confía!».

Y esa fue mi ceremonia. Mi acto de integración. A partir de ese salto, la confianza ya no era una palabra bonita en un libro. Era una semilla. Pequeña, sí. Frágil. Pero real. Y empezó a echar raíces; ahora solo debía regarla.

Empecé entonces un trabajo profundo de desactivación. No solo a través de tratamientos o suplementación, sino desde un lugar más íntimo: la biología de mis creencias. Empecé a desmontar esas frases que llevaba grabadas a fuego: «No puedes fallar», «Aguanta un poco más», «Tú puedes con todo». Y, a cada frase desmontada, algo en mi cuerpo se relajaba.

Pude ver cómo, al crear espacios seguros para mí —en mis relaciones, en mi trabajo, en mis rutinas—, mi sistema inmune empezaba a responder de una forma distinta; empezó a confiar, a adaptarse y también a distinguir lo propio de lo externo, lo que debía tolerar y lo que no. Porque sanar el sistema inmune no es solo eliminar el gluten, tomar probióticos o hacer una dieta antiinflamatoria (aunque todo eso pueda ayudarte). Sanar el sistema inmune es también aprender a soltar el personaje que construimos para sobrevivir. Y eso requiere tiempo. Pero, sobre todo, requiere de mucho amor.

Hoy miro atrás y me honra profundamente esa niña que creció en un mundo tan exigente. Que creyó que tenía que ser perfecta para ser amada. Que aprendió a no pedir ayuda, a no mostrar cansancio, a no necesitar y a resistir a pesar de no poder más.

Y también abrazo a esta mujer que hoy puede decir: «No tengo que demostrar nada, no tengo que estar alerta todo el tiempo, no tengo que protegerme de todo. Ya no».

Y, desde esa paz mental interna, mi cuerpo empezó a encontrar su tranquilidad y entendí que la verdadera fortaleza no es resistir sin romperse, sino poder desarmarse sin miedo.

Y ahí, justo ahí, empieza otra forma de inmunidad. Una que no se basa en el control, sino en algo que me costó muchísimo integrar, pero que hoy, por fin, puedo sentir de verdad: la **inmunidad de la confianza.**

Todo ese proceso me hizo comprender que no solo era cuestión de sanar síntomas o «sentirme mejor». Era cuestión de entender cómo mi biografía había moldeado mi biología. De ver cómo ese sistema inmunológico que me defendía desde niña no actuaba al azar, sino que seguía un patrón aprendido. Y por ello empecé a interesarme en cómo se educa un sistema inmune: ¿qué hace que reaccione de una manera y no de otra? ¿Dónde aprende a distinguir entre amenaza y neutralidad? ¿Cómo sabe cuándo activar sus defensas y cuándo quedarse en calma? Y, sobre todo, ¿puede reeducarse? Estas preguntas no solo me llevaron a terapia, estudios, formaciones y nuevas prácticas; también me llevaron de nuevo al intestino. Porque ahí, en ese órgano tan poco glamuroso pero absolutamente central en la vida y en este libro, descubrí una verdad fascinante: que nuestra primera escuela inmunológica no está en la mente, sino en el cuerpo, y más específicamente en el intestino. Ahí es donde empieza todo; lo que creemos, lo que sentimos, lo que comemos, lo que tememos… Y también lo que podemos aprender a transformar.

Vivir en una guerra interna constante

Desde que somos niños, empezamos a construir una imagen de lo que «deberíamos» ser. A veces esa imagen se crea en casa, a veces en el colegio, otras veces en silencio, mirando cómo las personas que queremos responden a ciertas versiones de nosotros. Si lloramos y nos dicen que somos «demasiado sensibles», aprendemos a contenernos. Si nos enfadamos y nos mandan callar mientras nos llaman «protestones», aprendemos a reprimirnos para ser «buenos». Si nos mostramos espontáneos y nos corrigen, aprendemos a disimular y pensar todo dos veces antes de hablar.

La identidad, entonces, no nace solo de lo que somos, sino también de todo aquello que entendimos que no podíamos ser. Y así, sin darnos cuenta, con esa prohibición empieza la guerra interna.

El niño que necesitaba expresar rabia, aprende a sonreír. La adolescente que deseaba libertad, pero comprendió que era mejor ser «buena». La adulta que quiere decir «No puedo más», pero termina diciendo «Tranquila, yo me encargo».

Y detrás de cada uno de esos gestos hay una parte de ti que se exilia. Que es empujada a la sombra, no por maldad, sino por necesidad de pertenecer, de sobrevivir, de ser amada.

Pero el cuerpo no olvida.

Cuantas más partes de ti quedan excluidas de tu autoimagen «aceptable», más energía invertirás en sostener una versión de ti que no te representa del todo. Y esa desconexión se paga en forma de ansiedad, en forma de insomnio, en forma de digestiones pesadas, en forma de fatiga inexplicable.

Viví mucho tiempo creyendo que mi mayor enemigo era lo que me rodeaba: el estrés del trabajo, los conflictos familiares, las expectativas externas, incluso los alimentos que parecían «sentarme mal». Pero con los años y, sobre todo, al comprender cómo funciona el sistema inmune, me di cuenta de que muchas veces la verdadera batalla no se libraba fuera, sino dentro de mí.

Vivimos en una lucha constante con lo que sentimos, con lo que pensamos que deberíamos ser, con lo que nos exigimos. Nos peleamos con esas emociones que catalogamos como incómodas, como si no tuvieran derecho a existir. Tratamos la tristeza como una intrusa. La ansiedad como una enemiga. La culpa como una condena. Y esa lucha interna se refleja, inevitablemente, en nuestro cuerpo.

El sistema inmune es un gran maestro en esto. Como nos irá enseñando en cada página, cuando pierde la capacidad de reconocer lo propio, comienza a atacarse a sí mismo. Una célula que no es peligrosa puede convertirse en blanco de una respuesta inflamatoria crónica simplemente porque el sistema cree que es una amenaza. ¿Y no hacemos lo mismo emocionalmente?

Cada vez que rechazamos una parte nuestra —esa que no alcanza, que se cae, que duda—, estamos activando una respuesta inflamatoria interna. No biológica, sino emocional. Una inflamación emocional que no tiene un marcador en sangre, pero que se siente igual de fuerte y puede durar años, alimentada por la autoexigencia, el juicio, la desconexión de lo que realmente sentimos.

La inflamación emocional es la respuesta del sistema cuerpomente a una identidad que vive fragmentada. A una vida que se gestiona desde el «tengo que» en lugar del «quiero». A una historia personal en la que la autenticidad ha tenido que ceder para existir.

Esta guerra interna tiene muchos disfraces; a veces toma la forma de perfeccionismo, otras veces, de hiperproductividad.

Otras, de dependencia emocional. Incluso puede vestirse de autoayuda: «Tengo que estar bien», «No puedo decaer», «Debo mantenerme positiva» Todo muy bonito por fuera, pero en el fondo seguimos funcionando desde el rechazo, desde el miedo a sentir lo que verdaderamente sentimos.

Vivir en guerra contigo es estar en hipervigilancia emocional todo el tiempo. Pensar tres veces antes de decir lo que piensas. Ensayar cómo vas a reaccionar para no parecer exagerada. Preguntarte si sentir lo que sientes es «demasiado», hasta que esa versión de ti se vuelve la norma. Pero, mientras tanto, esa vigilancia interna tiene un precio altísimo: la pérdida de espontaneidad, la fatiga mental, el juicio constante, la autoexigencia crónica y, por supuesto, síntomas físicos.

Nos convertimos en expertos y expertas en crear máscaras. El fuerte. La que puede con todo. La maternal. La profesional impecable. El amigo que siempre tiene espacio para los demás. Pero ¿quién sostiene a la persona que está detrás de todas esas versiones?

A veces llegamos a consulta buscando alivio digestivo o para resolver un problema inflamatorio, pero en realidad estamos pidiendo permiso para dejar de fingir y poder por fin soltar el personaje, porque llega un día en el que necesitas pararte y decir: «Ya no puedo seguir sosteniendo esta imagen».

Lo que suele haber detrás de muchos síntomas físicos no es solo una disfunción corporal. Es un grito de la identidad, una parte olvidada de ti que necesita ser mirada, escuchada, validada.

Y es ahí donde empieza la verdadera salud. No con el suplemento, ni tampoco con el alimento, al menos no solo con eso, sino con el permiso interno para ser, con nuestras luces y con nuestras sombras.

¿Y sabes qué? Las sombras no son enemigas, aunque a veces las tratemos como si fueran defectos; en realidad, son partes que han aprendido a esconderse porque en algún momento no supimos qué hacer con ellas.

Lo más paradójico de todo esto es que muchas veces las emociones que rechazamos son, precisamente, las que más necesitan ser escuchadas. La tristeza, por ejemplo, no es una debilidad. Es una señal de que algo ha terminado, de que necesitamos soltar, de que algo nos importa. La rabia, lejos de ser destructiva, es una fuerza vital que nos informa de límites vulnerados, de injusticias internas que estamos soportando en silencio. La culpa, cuando se mira con aceptación, puede ser una brújula de valores. Y la ansiedad es la voz desesperada del cuerpo diciendo: «Así no puedo seguir».

No hay emoción enemiga. Hay emociones que necesitan traducción, pero, sobre todo, hay partes de nosotros que necesitan reconciliación.

Aun así, estamos aquí para hablar de sistema inmune, así que volvamos a él para descubrir qué más puede enseñarnos: ¿qué lo regula? ¿Qué lo calma? La capacidad del cuerpo de distinguir lo que es propio y lo que no. Es decir, el reconocimiento. La tolerancia. El equilibrio entre defenderse y sostenerse.

Aplicado a nuestra vida emocional, quizás esto se traduce en algo muy concreto: aprender a reconocernos, a no confundir vulnerabilidad con debilidad, a no ver la duda como un fallo, sino como parte del proceso, pero también a mirar hacia dentro y decir: «Esto también soy yo», incluso cuando lo que vemos no nos gusta demasiado.

A lo largo de los años, he visto cómo muchas personas que llegan con síntomas digestivos arrastran, en el fondo, una guerra interna con partes muy profundas de sí mismas. No se permiten parar, ni pedir ayuda, ni mostrarse frágiles. Se juzgan por sentirse «demasiado» o por no sentirse nada. Se castigan por no estar en paz, y ese mismo castigo las aleja aún más de la paz que buscan.

La gran pregunta es: ¿Cómo se hacen las paces con uno mismo?

La respuesta es lenta, íntima y profundamente incómoda a veces. Implica revisar lo que crees de ti. Cuestionar los «tengo que». Poner voz a tus necesidades, aunque parezcan pequeñas. Decir «Ya no quiero esto», aunque no le parezca bien a todo el mundo.

Implica dejar de justificar lo que sientes y empezar a legitimarlo. Implica también reconocer que no todo lo que aprendiste sobre ti es verdad, que puedes reescribir tu historia, que puedes aprender a convivir con tus monstruos sin tener que encerrarlos cada noche. Implica abrir un espacio donde puedas decir «Esto también soy yo» sin miedo a ser rechazado por ello.

Pero no basta con entenderlo mentalmente, en realidad el cuerpo también necesita vivir ese cambio. Porque la reconciliación no es solo un trabajo mental o emocional; también es somático. Necesitamos devolverle al cuerpo experiencias de seguridad, de sostén, de expresión sin juicio.

Por eso, hacer las paces contigo también implica escucharte en silencio, notar tus ritmos, no forzarte a avanzar cuando lo que necesitas es reposar. Implica dejar de interrumpirte cada vez que aparece una emoción incómoda y, en su lugar, quedarte ahí un rato. No para regodearte en el malestar, sino para aprender a habitarlo sin huir.

Y esa es una de las claves más potentes: dejar de huir de ti. Porque, mientras huyes, sigues diciéndote que hay algo dentro de ti que no está bien, que hay emociones que no puedes sentir del todo, pensamientos que no puedes pensar, deseos que no puedes permitirte.

La paz no llega porque todo esté resuelto, sino porque ya no estás en guerra con lo que no lo está.

Muchas veces esperamos a estar «listos» para mirarnos con ternura. Nos decimos: «Cuando supere esto, me aceptaré», «Cuando sea más fuerte, podré sostener esta parte». Pero aceptar solo lo resuelto, solo lo brillante, solo lo que ya está transformado, no es aceptación. Es exigencia disfrazada de amor propio.

La verdadera paz interior empieza cuando puedes sentarte con lo que no sabes manejar todavía, con la parte de ti que se siente pequeña, que no tiene claro qué quiere, que a veces se contradice. Cuando puedes sostenerte ahí, sin juicio, sin prisa, sin la necesidad de «mejorarte» enseguida.

Reconciliarte contigo implica recuperar el permiso para cambiar de opinión. Para sentir distinto un día y otro. Para tener días en los que no sabes nada y eso no te reste valor, y días en los que lo sabes todo, y eso no te hace osado. Implica abrazar tu complejidad, tu ciclicidad, tu humanidad.

Hacer las paces con uno mismo también significa dejar de vivir desde la deuda, dejar de sentir que tienes que compensar todo el tiempo, que debes algo a todos, que estás en falta si te priorizas. Porque ese vivir desde la deuda perpetua también es una guerra. Una forma de estar siempre justificando tu existencia.

Y no, no viniste a ganarte el derecho a existir. Eso ya lo tienes. Tu existencia no necesita ser explicada. Tu valor no está en discusión. Cuando por fin integras todo esto y haces las paces contigo, es inevitable que el sistema inmune lo note. El cuerpo se relaja. La inflamación baja. El sistema nervioso sale del estado de alerta, porque por fin la amenaza ha desaparecido: ya no eres tu propio enemigo.

Tu sistema inmune te está hablando todo el tiempo. ¿Y si empezamos a escucharlo como un espejo de tu mundo interno? Tal vez así puedas dejar de combatir cada parte que no entiendes, tal vez puedas empezar a mirar con ternura lo que rechazaste algún día y así honrar tu historia, incluso si hay capítulos que todavía te duelen.

Para que así, desde esa nueva forma de estar contigo, tal vez no solo dejes de vivir en guerra, sino que empieces a descubrir la verdadera libertad: la de ser tú, sin disfraces y sin trincheras.

Cómo el intestino educa al sistema inmune: lo propio y lo ajeno

La mayoría de las personas asocian el sistema inmunológico con algo que «se activa» cuando enfermamos y lo imaginan como una especie de ejército silencioso que entra en acción cuando aparece una amenaza. Pero pocas veces nos detenemos a pensar cómo aprende ese sistema a distinguir qué es realmente una amenaza y qué no lo es. ¿De dónde saca esa información? ¿Dónde se entrena para no confundir lo inofensivo con lo peligroso, lo propio con lo ajeno?

La respuesta, sorprendentemente, está en el intestino.

A lo largo de los últimos años, la evidencia científica ha confirmado lo que la biología ya venía insinuando desde hace décadas: que el intestino no solo digiere alimentos, sino que forma, modula y regula la respuesta inmunológica desde sus primeras fases de vida. Como introduje anteriormente, se estima que cerca del 80 % de nuestras células inmunitarias se encuentran en el GALT (Gut Associated Lymphoid Tissue), una red extensa de tejido linfoide (que incluye placas de Peyer, folículos linfoides aislados e ILF), en contacto constante con la microbiota y expuestas continuamente a antígenos del entorno.

Este capítulo es una invitación a mirar ese proceso con más profundidad, a entender cómo el intestino actúa como órgano educador del sistema inmune y, también, a observar cómo los mismos mecanismos fisiológicos que nos ayudan a diferenciar lo propio de lo ajeno a nivel celular pueden ofrecernos un espejo simbólico sobre cómo aprendemos, en la vida, a relacionarnos con los límites, la identidad y la seguridad.

Porque cuando el sistema inmunológico pierde esa capacidad de discernimiento, puede terminar atacando lo que debería proteger, y lo mismo nos ocurre emocionalmente cuando vivimos desde una activación constante: rechazamos lo que nos nutre o aporta bienestar —por ejemplo, cuando comemos algo que sabemos que nos dañará—, desconfiamos de lo que es seguro —con frases como «Esta será la calma que precede a la tempestad»— o incluso nos volvemos reactivos frente al mundo o a partes nuestras que, en realidad, necesitan contención.

Volver a entender esta relación entre intestino e inmunidad no es solo una cuestión científica, sino una forma de recuperar soberanía sobre un aspecto central de nuestra salud y de empezar a vivir con una inmunidad más inteligente, más flexible y, en definitiva, más en paz. Empecemos, pues.

Una de las funciones menos visibles —pero más determinantes— del intestino es su papel como órgano formador del sistema inmune. No como actor secundario, sino como verdadero espacio de entrenamiento. Si consideramos el sistema inmunitario como una red capaz de distinguir entre lo propio y lo ajeno, entonces el intestino es, desde los primeros días de vida, su primera gran escuela.

La mucosa intestinal alberga una de las concentraciones más altas de tejido linfoide, un conjunto de células y estructuras del cuerpo que forman parte del sistema inmunitario y que se encargan de reconocer, responder y recordar aquello que podría representar una amenaza (como virus, bacterias o toxinas), y es en este entorno donde se produce una interacción constante entre antígenos (partículas externas como bacterias, virus, proteínas alimentarias, etc.) y células inmunitarias que deben decidir si activan una respuesta de defensa o inducir en la tolerancia.

Este fenómeno de «entrenamiento inmunológico» es esencial para garantizar que el organismo no ataque indiscriminadamente a sustancias inocuas como los alimentos o las bacterias simbióticas de la microbiota, al tiempo que responda de forma eficaz frente a agentes patógenos. Esta capacidad de discriminar entre amenaza y neutralidad es, probablemente, una de las funciones inmunológicas más críticas en términos de salud a largo plazo.

Y para entender cómo el intestino lleva a cabo esta función educativa, es útil imaginarlo como una gran escuela inmunológica. Allí, cada día, miles de estímulos entran a «clase»: fragmentos de alimentos, microorganismos, toxinas, partículas ambientales... Todo lo que llega es observado, clasificado y archivado por las células inmunitarias residentes, que actúan como un cuerpo docente altamente especializado.

La primera lección que se imparte en esta escuela es la tolerancia, es decir, aprender a no reaccionar ante aquello que no supone una amenaza real. Es un proceso activo, no pasivo. No reaccionar no significa ignorar, sino reconocer y decidir no atacar. Esta enseñanza es clave para que el sistema inmunológico no monte una guerra innecesaria cada vez que comemos una proteína nueva o nos encontramos con una bacteria beneficiosa.

Quizás esto te suene si llevas tiempo siguiendo una dieta restrictiva y, cuando tratas de reintroducir algún alimento, tu sistema inmune puede estar reaccionando de forma desproporcionada a eso que considera «nuevo», cuando en realidad es simplemente un alimento que habías suspendido temporalmente.

Dentro de esta escuela, las células dendríticas, un tipo de células inmunitarias especializadas en reconocer y presentar información al resto del sistema, son como los profesores más sabios: recogen información de su entorno, detectan antígenos (señales externas) y deciden si deben activar una de las tres grandes vías de respuesta del sistema inmune adaptativo.

Estas vías pueden imaginarse como departamentos especializados dentro de un sistema de emergencias que se activa cuando algo altera la paz del organismo:

- El departamento tipo 1 sería como la policía de élite o las fuerzas especiales. Actúan frente a amenazas graves —virus o células tumorales— y su intervención requiere mucha energía. A veces deben sacrificar algunas «células rehenes» (las infectadas) o generar fiebre para contener el peligro. Son eficaces, pero solo se movilizan cuando la situación lo justifica, porque su acción puede dejar «daños colaterales».
- El departamento tipo 2 se parece más a los bomberos. Acuden rápido ante ciertos «incendios biológicos», como parásitos o lombrices, y usan mediadores inflamatorios (como la histamina) para contener el fuego. Pero a veces se equivocan de dirección: suenan las alarmas por un simple polvo de polen o un pelo de gato, y terminan rociando agua donde no hacía falta.
- El departamento tipo 3 sería el servicio de limpieza y mantenimiento que entra después del caos. Su tarea es eliminar bacterias extracelulares y hongos —una especie de brigada de desinfección liderada por los neutrófilos—. Lo hacen liberando enzimas que limpian, pero también pueden irritar o inflamar la zona si la emergencia se repite con frecuencia. Es la respuesta típica de un cuerpo que vive en alerta o con inflamación crónica.

Y tan importante como activar estas respuestas es saber cuándo no activarlas. Por eso, también hay un grupo de células reguladoras, como las Tregs, que mantienen la paz inmunológica y previenen reacciones exageradas. Este equilibrio se entrena mediante la exposición progresiva a antígenos y la inducción de tolerancia oral, en la que participan ganglios mesentéricos y mediadores como la IL-10, que enseñan al sistema a no atacar lo inocuo. Cuando el intestino está inflamado, este entorno de entrenamiento se altera. Las células dendríticas interpretan mal la información, las respuestas se activan por error, la tolerancia se pierde y así se inicia un estado de hipervigilancia inmunológica. Y es que la salud inmunológica no depende solo de la capacidad de atacar, sino también de la capacidad de reconocer y contener. Esa contención, en gran medida, se aprende en el intestino.

Este entrenamiento ocurre principalmente en los primeros años de vida, pero puede seguir modulándose a lo largo del tiempo en función del entorno intestinal: la diversidad de la microbiota, la integridad de la barrera intestinal, la calidad de la alimentación, el nivel de estrés, y otros factores como la exposición a patógenos o el contacto con la naturaleza.

Por eso no se trata solo de «fortalecer» el sistema inmune, como muchas veces se repite. Se trata de educarlo. De ofrecerle un entorno coherente donde pueda aprender a responder con precisión, con contención y con propósito. Porque el verdadero poder inmunológico no está en responder siempre, sino en saber cuándo es necesario hacerlo y cuando no.

Y, si observásemos este mecanismo con una mirada más simbólica, no sería tan distinto de lo que nos pasa en el día a día: ¿cuántas veces en la vida reaccionamos de forma defensiva a un comentario, un gesto o una mirada, no porque implique un peligro real, sino porque hay una herida previa que no ha cicatrizado? El sistema inmune intestinal también aprende, y cuando lo hace en un entorno seguro, desarrolla la capacidad más poderosa: la tolerancia. Pero si ese entorno es hostil o confuso, aprenderá a atacar incluso cuando no hace falta.

Debemos tener en cuenta que el epitelio intestinal, con su estructura semipermeable, funciona como una barrera física y bioquímica que debe filtrar cuidadosamente qué puede cruzar al interior del organismo. Cuando esta barrera se altera —ya sea por disbiosis, inflamación crónica, estrés sostenido, uso prolongado de ciertos fármacos o alimentación inadecuada—, se pierde esa capacidad de regulación, y lo que antes era tolerado puede empezar a ser visto como una amenaza. Es entonces cuando el sistema inmune puede responder de forma exagerada o errática, dando lugar a fenómenos como alergias, intolerancias, autoinmunidad o inflamación de bajo grado persistente.

Por eso, debemos abandonar la idea de que la función inmunológica se basa únicamente en el ataque. Ya que esta se basa, ante todo, en el reconocimiento, y es en el intestino donde este reconocimiento se cultiva.

Hay algo profundamente pedagógico e incluso poético en esto: aprender a reconocer lo propio no es un proceso automático, es una maduración. El sistema inmune necesita estar en contacto con un contexto diverso para madurar correctamente y funcionar. Necesita equivocarse, reajustarse, volver a probar. Igual que nosotros cuando aprendemos a poner límites, a decir que no sin culpa o a protegernos sin necesidad de cerrarnos en banda.

Cuando se altera esta homeostasis local, ese equilibrio, entramos en un terreno inmunológico incierto. Se favorecen las respuestas de tipo 2 (asociadas con alergias, asma, eccema) o de tipo 3 (frente a bacterias extracelulares y hongos), muchas veces mantenidas de forma crónica y desajustada. En estos contextos, no es raro encontrar una reducción de la capacidad de llevar a cabo respuestas inmunitarias tipo 1, que son las más eficaces frente a virus intracelulares o células tumorales. Es decir, un intestino inflamado no solo repercute en la salud digestiva: compromete la competencia del sistema inmunológico global.

Además, no podemos olvidar que el sistema inmune tiene un alto coste energético. Responder constantemente a estímulos, especialmente cuando no son amenazas reales, agota los recursos del organismo. Este sobreesfuerzo inmunológico crónico explica en parte fenómenos como la fatiga persistente, la hipersensibilidad a estímulos ambientales y la reactivación de virus latentes, como los herpes.

En el caso de la hipersensibilidad a estímulos ambientales, muchas personas empiezan a experimentar reacciones exageradas frente a olores cotidianos como perfumes o productos de limpieza, o incluso frente a ruidos y luces intensas que antes toleraban sin dificultad. El organismo, saturado, reacciona como si todo fuera una amenaza, perdiendo la capacidad de discriminar lo que realmente importa de lo que no.

En cuanto a la reactivación de virus latentes, es común observar brotes de herpes labial en épocas de estrés sostenido, o la aparición de culebrilla (herpes zóster) cuando el sistema inmune se encuentra debilitado. Estos virus permanecen «dormidos» en el cuerpo durante años, pero encuentran la oportunidad de resurgir cuando el sistema de defensa está sobrecargado y ya no puede mantenerlos bajo control.

Quizás por eso muchas personas viven con una sensación de desgaste constante, incluso cuando todo parece estar «en orden». Porque, aunque no lo veamos, hay batallas que están ocurriendo internamente. Batallas que no deberían estar activas, pero lo están porque la red de vigilancia interna nunca aprendió a bajar la guardia. Cuando no sabemos lo que es la seguridad —a nivel fisiológico o emocional—, la hiperactivación se convierte en el estado por defecto.

Por tanto, cuidar la salud intestinal no es solo evitar síntomas digestivos. Es sostener el entrenamiento inmunológico desde la base. Es preservar la tolerancia inmunitaria como condición de salud, prevenir la inflamación innecesaria y asegurar una capacidad de respuesta eficaz cuando verdaderamente se necesita y hoy sabemos que esta capacidad de modulación depende también del contexto emocional, del descanso, de la exposición solar, del equilibrio en el eje hipotálamo-hipófisis-adrenal y de la calidad de la alimentación, puntos que abordaremos más adelante, para que puedas promover una mejor salud inmunitaria, pero sin olvidar que el lugar donde todo esto converge no es otro que el intestino.

Porque recuerda que es ahí, en el intestino, donde se decide qué entra y qué no. Qué se tolera y qué se combate. Qué es propio y qué es ajeno y, por tanto, es ahí donde muchas veces comienza —o se interrumpe— el camino hacia una verdadera inmunocompetencia.

Y es curioso cómo ese proceso biológico resuena también con lo humano. Porque si hay algo que duele profundamente en las relaciones —con el entorno, con el otro, con uno mismo— es no reconocer lo propio, rechazar lo esencial o atacarse por error. Lo vemos en los vínculos: personas que aprenden a cerrarse por exceso de experiencias hostiles, como si su sistema emocional hubiera perdido la capacidad de tolerancia. Lo vemos en los cuerpos: síntomas que aparecen sin un motivo claro, pero que son coherentes si se escucha toda la historia.

Podríamos decir que, así como el intestino educa al sistema inmune a través de la experiencia y la exposición progresiva, nosotros también necesitamos vivir ciertos desafíos emocionales para aprender a regularnos. Pero si el entorno es demasiado invasivo o tóxico, lo que se aprende no es integración, sino defensa; no es tolerancia, sino hipervigilancia. Y eso, traducido al lenguaje inmunológico, es inflamación crónica, reactividad, fatiga y pérdida de plasticidad.

La salud, entendida como esa danza dinámica entre los sistemas, requiere entonces más que intervenciones puntuales. Requiere justamente de un entorno que eduque, que contenga, que permita entrenar el reconocimiento sin miedo.

El sistema inmune necesita confiar para hacer su trabajo con eficacia, y esa confianza no se impone: se construye. Con coherencia. Con ritmo. Con mimo y cuidado sostenido, pero también con humildad para revisar cómo nos estamos relacionando con lo más básico: con lo que entra, con lo que se queda, con lo que elegimos dejar atrás o eliminar de nuestras vidas.

A veces creemos que con «comer bien» es suficiente. Pero la pregunta que en realidad deberíamos hacernos es: ¿Le estamos dando a nuestro cuerpo el permiso y los recursos para procesar no solo la comida, sino también el miedo, el entorno, la luz, la presión, las pérdidas, el agotamiento? Porque si el intestino es el lugar donde se entrena la inmunidad, también es el lugar donde se revela cómo estamos viviendo.

Y quizás aquí conviene recordar que el sistema inmune no busca la perfección. Busca el equilibrio, la homeostasis. Ese punto de ajuste donde las cosas no se eliminan por ser diferentes, sino que se gestionan con inteligencia. Donde la diversidad se tolera, y el ataque se reserva solo para lo que realmente amenaza la integridad del sistema.

Así como en la vida: no todo lo que incomoda es una amenaza, no todo lo nuevo es peligroso, ni siquiera todo lo propio debe ser defendido con rigidez. A veces, el mayor acto de salud es permitir. Otras veces, es saber poner un límite claro. El sistema inmune hace ambas cosas, y lo hace en diálogo constante con el intestino.

Entonces ya no basta con cambiar la dieta, hace falta cambiar la relación que tenemos con ese lugar de nuestro cuerpo que, desde la sombra, sostiene el equilibrio del todo.

Cuando entendemos esto, dejamos de buscar soluciones rápidas para síntomas aislados y empezamos a mirar de verdad esa **red.**

Y esto nos prepara para dar el siguiente paso. Porque si el intestino es el lugar donde se educa el sistema inmune, **la inflamación**

es el lenguaje con el que este sistema se expresa. Un lenguaje complejo, a veces silencioso, otras veces explosivo, pero siempre con un propósito biológico detrás. Aunque, antes de avanzar, te propongo que te tomes unos minutos para integrar la información de este apartado respondiendo mentalmente o por escrito a las siguientes preguntas: ¿Qué partes de ti has rechazado por miedo? ¿Qué estímulos has combatido cuando lo que necesitaban era ser integrados con calma? ¿Qué aprendizajes estás listo para mirar desde un lugar más tolerante?

En conclusión, igual que el sistema inmune puede reeducarse, nosotros también podemos aprender de él a responder de forma distinta. A protegernos sin reactividad. A reconocer lo propio sin atacar lo ajeno. A sanar desde la tolerancia a uno mismo y a los demás.

La inflamación como lenguaje del sistema inmune

Si consideramos el intestino como el lugar donde el sistema inmune se educa para distinguir lo que debe proteger de lo que debe rechazar, el idioma con el que consigue comunicar esas lecciones al resto del cuerpo es la inflamación. Por ello, la inflamación no es una anomalía ni un error, como en muchos casos creemos, sino que es, en esencia, una forma de comunicación. A veces clara y puntual, otras veces confusa y crónica, pero siempre con un propósito biológico detrás: proteger, reparar, alertar.

En la fisiología humana, la inflamación cumple una función esencial. Cuando una célula del cuerpo sufre un daño —ya sea por una infección, un trauma físico, una toxina o una disfunción interna—, envía una señal de socorro. Es como si pulsara el botón de alarma de la escuela: de inmediato se activan los sistemas de respuesta. Las primeras en llegar suelen ser las células del sistema inmune innato: macrófagos, neutrófilos, células dendríticas. Su trabajo no es solo contener el problema, sino traducir ese evento en un mensaje que el resto del sistema pueda entender. Ese mensaje se expresa mediante mediadores químicos: las famosas citoquinas proinflamatorias como el TNF-α, la interleucina-1 beta o la IL-6.

Estas moléculas son como palabras en un idioma celular. Aumentan la temperatura local para dificultar la replicación de virus y bacterias, incrementan la permeabilidad vascular para facilitar el paso de células inmunes al tejido afectado, y desencadenan una serie de reacciones que permiten al cuerpo identificar, aislar y reparar el daño. Si todo va bien, este proceso es breve y resolutivo. Se instala una pequeña tormenta, sí, pero luego llega la calma.

El problema aparece cuando ese lenguaje deja de ser puntual y se vuelve constante. Cuando el sistema inmune continúa hablando en tono de alarma, incluso cuando ya no hay un peligro real, o bien el peligro se percibe de forma constante, entonces la inflamación se convierte en un ruido de fondo, persistente, desgastante. Una especie de discusión interna que no encuentra resolución.

Este fenómeno se conoce como «inflamación crónica de bajo grado». A diferencia de la inflamación aguda, que es evidente (rojez, calor, dolor, hinchazón), la inflamación crónica puede pasar desapercibida durante años. Pero eso no significa que no esté teniendo consecuencias. De hecho, hoy sabemos que está en la base de muchas enfermedades modernas como diabetes tipo 2, enfermedades cardiovasculares, obesidad, trastornos neurodegenerativos, depresión, infertilidad, síndrome del intestino irritable, disfunciones tiroideas, enfermedades autoinmunes y muchas otras.

Así que, cuando el mensaje se repite una y otra vez —por disbiosis, estrés crónico, exposición a tóxicos—, esa escuela se confunde, convirtiendo ese mensaje urgente en ruido continuo.

Las citoquinas inflamatorias nunca dejan de circular y las señales de reparación se confunden con las de daño. Si miramos bien, esa inflamación no solo habla desde la sangre o desde el sistema inmune, afecta a toda la red, lo hace desde la piel que reacciona con eccemas, urticarias, acné inflamatorio… Desde el aparato digestivo que se hincha, se congestiona o alterna entre el estreñimiento y la diarrea. Desde el sistema hormonal que se desregula, manifestando ciclos menstruales irregulares, síndrome premenstrual exacerbado o infertilidad inexplicada. Incluso desde la mente, que se muestra fatigada, embotada, ansiosa o irritable sin causa aparente. Por ello, en próximos capítulos, viajaremos a través de cada uno de los sistemas que conforman esta red, porque urge comprenderlos para así poder encontrar el camino hacia el equilibrio.

Una vez aparece la inflamación, podríamos preguntarnos qué la mantiene en el tiempo, y es precisamente la biología la que tiene la respuesta: una microbiota alterada que sigue enviando señales erróneas; una barrera intestinal permeable que permite el paso de moléculas inmunogénicas al torrente sanguíneo; un eje HHA (hipotálamo-hipófisis-adrenal) desregulado por estrés sostenido, una alimentación proinflamatoria que introduce más leña al fuego… Todo esto activa ciertas vías moleculares, como NF-κB o la COX-2, que perpetúan el mensaje inflamatorio y dificultan su resolución.

Pero lo interesante es que este sistema tiene sus propios moduladores del diálogo. Cuando la inflamación ha cumplido su función, entran en juego otros mensajeros: resolvinas, lipoxinas o protectinas, por ejemplo. Estos mediadores prorresolutivos no suprimen la inflamación a la fuerza, sino que la guían hacia su cierre natural. Ayudan a limpiar los restos celulares, a restaurar la función del tejido, a devolver al cuerpo el equilibrio.

El sistema inmune, cuando está sano, no busca eliminar el conflicto a toda costa. Busca comprenderlo y resolverlo con inteligencia y sentido. Y eso, curiosamente, también es aplicable a nuestra vida. ¿Cuántas veces respondemos con inflamación —defensa, juicio, irritabilidad— cuando lo que en realidad necesitamos es reconocer algo que nos ha dolido, reparar un vínculo o simplemente permitir una pausa? El paralelismo es evidente: igual que una inflamación sostenida agota al sistema inmune, una emocional sostenida agota nuestro sistema nervioso.

Aprender a leer este lenguaje, entonces, se convierte en una tarea completa y únicamente humana. Implica saber distinguir cuándo una reacción es necesaria —una fiebre que permite combatir un virus, una inflamación aguda que repara un tejido— y cuándo esa misma reacción se ha vuelto contraproducente. Implica también devolverle al cuerpo las condiciones para que pueda autorregularse: descanso profundo, alimentación nutritiva, movimiento consciente, luz solar, relaciones sanas, espacios de seguridad sin amenazas reales o simbólicas, un contexto del que hablaremos más adelante.

Vamos con un ejemplo práctico para bajar esta información a tierra: en una persona con intestino permeable, pequeños fragmentos de proteínas alimentarias (como la gliadina del gluten) pueden atravesar la barrera epitelial y ser reconocidos como antígenos, es decir, sustancias que el sistema inmune identifica como extrañas o potencialmente peligrosas. Esto desencadena una cascada inmunológica que no solo inflama el intestino, sino que también puede afectar a las articulaciones, la tiroides o incluso el cerebro. Y esa persona puede no tener «síntomas digestivos», pero sí vivir con niebla mental, fatiga, tristeza recurrente o dolor crónico.

Otro ejemplo: en la piel, donde los queratinocitos (células de la piel) también producen citoquinas, una inflamación sostenida puede manifestarse como psoriasis o dermatitis atópica, condiciones que no son solo «de la piel», sino expresiones de un sistema inmunológico que no ha sabido (o no ha podido) apagar su propia señal de alarma. Lo mismo ocurre en los ovarios o el endometrio, donde la inflamación crónica puede alterar la ovulación o impedir la implantación embrionaria, sin que haya una causa ginecológica clara. Es el sistema inmune, una vez más, hablando en su lenguaje inflamatorio.

Por eso, en lugar de callar la inflamación, debemos aprender a interpretarla. No silenciarla con antiinflamatorios a ciegas, sino preguntarnos: ¿Qué está intentando comunicar el cuerpo? ¿Qué desequilibrio interno está expresando? ¿Qué herida —física o emocional— necesita reparación?

Y, aunque este lenguaje puede parecer complejo, lo cierto es que podemos aprender a leerlo. Hoy contamos con herramientas clínicas que nos permiten traducir esas señales celulares a datos concretos. En un análisis, marcadores como la proteína C reactiva ultrasensible (PCR-us), la ferritina, la homocisteína o las interleucinas proinflamatorias como la IL-6 y el TNF-α nos revelan si el cuerpo está hablando en clave de inflamación, aunque el síntoma aún no haya aparecido. También podemos identificar metabolitos inflamatorios en orina o evaluar la expresión de estos procesos en tejidos específicos. No para obsesionarnos con los números, sino para comprender qué parte del mensaje no está siendo entendido.

Soy consciente de que aprender a leer analíticas puede no ser una tarea que te provoque especial curiosidad, sin embargo, me parece importante recordarte algo que pocas veces se dice: los valores de referencia en una analítica de sangre no definen necesariamente un estado óptimo de salud, sino que reflejan la estadística media de la población. Y hoy la media poblacional no es precisamente sinónimo de bienestar. Estar «dentro del rango» no siempre significa estar bien, del mismo modo que estar «fuera» no implica necesariamente enfermedad. Por eso, si lo que buscamos es prevenir y acompañar, necesitamos aprender a mirar más allá de esos números generales y acercarnos a lo que realmente significa un rango óptimo. Para facilitarte este camino, he preparado una tabla que puedes descargar a través del QR que encontrarás a continuación, donde te muestro en qué parámetros deberías fijarte y qué valores reflejan un sistema inmune que no solo sobrevive, sino que funciona de manera equilibrada y resiliente.

Entender la inflamación como un lenguaje también implica saber cómo responder a ella, y eso no siempre requiere silenciarla, sino acompañarla hacia una resolución fisiológica. A veces, la respuesta será un ajuste nutricional —con el apoyo de nutrientes como la vitamina D, los ácidos grasos omega-3 o la curcumina—. Otras veces será necesario intervenir desde lo nervioso, con estrategias que activen el nervio vago, mejoren la calidad del sueño, disminuyan la sobrecarga emocional o promuevan relaciones más seguras. Incluso una conversación significativa, una pausa consciente o una respiración profunda pueden formar parte de esa modulación.

Porque si entendemos que la inflamación es una conversación entre células, entonces cada gesto, cada elección, cada intervención puede ser una respuesta más clara, más consciente, más coherente y, sobre todo, puede ser un abordaje más eficaz de cara a resolverla.

Y es ahí donde aparece la verdadera madurez inmunológica: no en la rapidez con la que atacamos, sino en la inteligencia con la que elegimos cuándo hablar, cuándo callar y cómo restablecer la armonía tras el conflicto. No se trata de un sistema que reacciona con estridencia, sino de uno que ha aprendido a afinar su voz, como quien domina un idioma hasta el punto de llegar a pensar con él.

Tal vez ahí reside una de las lecciones más valiosas que nos deja esta escuela inmunológica: que el poder de sanar no está en nunca inflamarnos, sino en saber resolver esa inflamación cuando ya ha dicho lo que tenía que decir.

Cuando defender se vuelve atacar: alergias, autoinmunidad e hipersensibilidad

Vamos a imaginar, una vez más, a tu sistema inmunológico como un viejo castillo: robusto, vigilante, construido con muros impenetrables alrededor de tu fortaleza interior. Esos muros son la barrera intestinal, las señales bioquímicas y los guardianes celulares que te defienden. Lo hemos aprendido en capítulos anteriores: ese castillo fue formado y educado en el intestino; allí aprendió a distinguir entre lo que debía proteger y lo que debía tolerar. Pero cuando los muros se resquebrajan —por estrés crónico, dietas pobres, contaminantes, infecciones o trauma emocional— y los planos que guían a los guardianes están mal impresos, el castillo puede comenzar a resquebrajarse, y entonces, en lugar de servir como protección, se convierte en su propia amenaza.

Ese proceso disfuncional adopta tres rostros diferentes, cada uno con su propia conducta, con un punto de partida común compartido: el castillo que se defiende matando fantasmas. Hablemos entonces de **alergias, autoinmunidad** e **hipersensibilidad.**

Las alergias

En cuanto a las **alergias,** debes saber que no surgen de la nada. Imagina que un día, en un sistema inmune ya sensibilizado por el estrés, la inflamación o una barrera intestinal debilitada, entra una partícula que no debería generar ningún problema: polen, un alimento concreto, el pelo de un gato. Pero ese sistema —ya alerta— lo interpreta como una amenaza. Entonces sucede lo siguiente: esa partícula es captada por unas células llamadas «dendríticas», que son como los centinelas del sistema inmune, es decir, los que vigilan y detectan los primeros signos de peligro. Su tarea es patrullar el entorno y decidir si algo que ha entrado necesita una respuesta de defensa o no.

Si este centinela interpreta que lo que ha llegado es peligroso (aunque no lo sea), va y se lo «cuenta» a otro grupo de células que son como los estrategas de la inmunidad: los linfocitos T. Ellos, a su vez, activan a los linfocitos B, que empiezan a producir un tipo de anticuerpo muy específico: la inmunoglobulina E o IgE. Estos anticuerpos se pegan a la superficie de unas células llamadas «mastocitos» y «basófilos», que actúan como bombas listas para explotar al mínimo aviso.

La siguiente vez que ese «alérgeno» entra en contacto con el cuerpo, las IgE ya están ahí, esperando. Y, al detectar su presencia, ordenan que los mastocitos liberen sustancias químicas —como la famosa histamina— que provocan los síntomas típicos de una reacción alérgica: picor, hinchazón, congestión nasal, urticaria e, incluso, dificultades respiratorias en casos más graves.

En realidad, esta respuesta me recuerda mucho a esos momentos en los que reaccionamos con una intensidad desproporcionada ante algo que, objetivamente, no era una amenaza. Una palabra, una mirada, un gesto, una pequeña frustración..., y de repente estalla una reacción desmesurada, como si hubiéramos recibido un ataque. A veces, como el sistema inmune alérgico, llevamos dentro historias no resueltas que nos hacen vivir a la defensiva. El cuerpo reacciona porque recuerda, porque quizás lo que para ti no fue relevante, para él lo supuso todo.

La autoinmunidad

Con la autoinmunidad, el proceso se vuelve aún más paradójico. Porque, en este caso, el sistema inmune no solo se equivoca al identificar una amenaza externa: empieza a atacar al propio cuerpo. Y no por un error puntual, sino porque ha perdido su capacidad de reconocer lo que forma parte de sí mismo.

Aquí también están las células dendríticas haciendo su labor de vigilancia, pero algo en su percepción está alterado. Quizás porque han estado expuestas a un entorno inflamado por mucho tiempo, o porque ciertos tejidos han sufrido daños repetidos, o incluso porque hay proteínas que, tras procesos como la permeabilidad intestinal, han llegado a lugares donde no deberían estar, como fragmentos de gluten o caseína (proteína de la leche) que se cuelan al torrente sanguíneo cuando atraviesan la barrera intestinal y hacen que el sistema inmune se active sin razón.

El caso es que, en ese contexto, el sistema inmune comienza a fabricar anticuerpos que reaccionan contra tejidos propios: las células beta del páncreas, la mielina del sistema nervioso, la glándula tiroides, las articulaciones; depende del caso, pero el mensaje es el mismo: «Esto que eres tú, ya no lo reconozco como tal».

Y eso, emocionalmente, es devastador. Porque, cuando el cuerpo ataca lo propio, el daño no es solo físico: hay una dimensión interna muy dolorosa. Es como si, en algún momento de nuestra historia, hubiéramos aprendido que ser quienes somos es un riesgo. Que mostrar nuestras emociones, necesidades o simplemente ser YO, era motivo de conflicto o rechazo. Entonces, sin darnos cuenta, desarrollamos un patrón de autoexigencia feroz, de crítica interna constante. Como si cada parte sensible de nosotros tuviera que ser corregida o silenciada, y como si ese patrón, esa lucha interna, acabase manifestándose también en las células.

El sistema inmune, que en condiciones normales protege, empieza a convertirse en un mecanismo de autocastigo biológico. Y ahí el cuerpo habla: desde un lupus, una tiroiditis, una esclerosis, no para castigarnos, sino como un grito interno que dice: «Ya no puedo seguir atacándome más».

La hipersensibilidad

La hipersensibilidad, por su parte, es una hermana cercana de la alergia y la autoinmunidad, aunque su expresión sea menos «oficial». Aquí, las respuestas inmunológicas pueden parecer más difusas. No hay un marcador claro, ni un anticuerpo evidente, pero hay reacciones exageradas: al ambiente, a ciertos alimentos, a cambios hormonales o incluso al estrés. Es como si el sistema nervioso y el sistema inmune hubieran hecho una alianza para estar todo el tiempo en alerta máxima.

En el plano fisiológico, muchas veces esto tiene que ver con una activación sostenida de los mastocitos y basófilos, que liberan mediadores inflamatorios sin que haya un desencadenante claro o evidente. A veces, incluso sustancias que anteriormente eran toleradas —como perfumes, luces fuertes, ciertos tejidos o alimentos inocuos— generan respuestas que desbordan: fatiga extrema, niebla mental, migrañas, dolores musculares, ansiedad súbita, y el cuerpo empieza a vivir como si el mundo entero fuera una amenaza crítica de forma repentina.

Y si miramos esto con unos ojos más humanos, ¿qué nos cuenta? Nos habla quizás de personas que han aprendido a sobrevivir anticipando el peligro, adaptándose constantemente al entorno, desarrollando una sensibilidad tan fina que todo se convierte en un estímulo, en un desencadenante. Como si la única forma de sobrevivir fuera estar pendiente de todo, y claro, eso agota, el cuerpo no descansa, las células no se recuperan, y lo que debería ser percepción se convierte en reactividad.

En ese estado, el sistema inmune deja de ser una red que cuida para transformarse en un sistema que sospecha de todo. Lo que debería filtrar con sabiduría, lo combate. Lo que debería observar, lo ataca. Y así es como, biológicamente, acabamos viviendo en un cuerpo donde la seguridad no existe, y todo se convierte en estímulo, activación y agotamiento.

Lo más complejo de estas tres expresiones —la alergia, la autoinmunidad y la hipersensibilidad— es que, aunque cada una tenga mecanismos distintos, todas parten de un mismo núcleo: un sistema inmunológico que ha perdido la confianza. Y no solo la confianza en lo externo, sino la confianza en su propia capacidad de discernir, lo que tiene como consecuencia que ya no distingue con claridad.

Y aquí entra la metáfora que hemos venido construyendo a lo largo de todo este viaje: la escuela inmunológica.

Porque, si el intestino es ese espacio donde se educa al sistema inmune, y la inflamación su lenguaje natural, entonces estas tres respuestas —alergia, autoinmunidad, hipersensibilidad— son formas de expresión de un alumno que no ha sido bien acompañado.

Un alumno que ha aprendido a reaccionar rápido, a defenderse antes de preguntar, a levantar la mano cuando nadie ha preguntado, o incluso a señalar con el dedo todo lo que se mueve, por miedo a lo que pueda pasar.

Y eso tiene sentido si lo pensamos en clave de historia personal y biológica. Porque cuando el entorno en el que ese sistema se entrenó era confuso, contradictorio u hostil, la lección que quedó grabada no fue la del discernimiento, sino la de la hipervigilancia.

En el caso de las alergias, lo vemos claro: ese sistema aprende a ver amenazas donde no las hay. Un alimento, una proteína ambiental como las presentes en el polen, en los ácaros del polvo, en hongos, mohos, látex… se convierten en enemigos que hay que neutralizar con urgencia. Es una respuesta exagerada, pero no aleatoria. Es la expresión de un sistema que, por alguna razón, asocia ese estímulo con un peligro.

Y, cuando esto se cronifica, el mensaje es claro: no sé en quién confiar. No sé qué me hace bien y qué me hace daño, todo puede ser una amenaza.

En la autoinmunidad, el mensaje adquiere simbólicamente otra dirección enfocada a uno mismo: «Ya no sé quién soy». El sistema pierde la capacidad de distinguir lo propio de lo extraño, y en ese fallo de reconocimiento comienza a atacar lo propio. Es un error de percepción sostenido. A veces favorecido por mimetismos moleculares —como ocurre, por ejemplo, con ciertos fragmentos del gluten que comparten similitudes estructurales con proteínas de la glándula tiroides, lo que puede llevar al sistema inmune a confundirlas y atacar al tejido tiroideo de forma errónea—; otras veces por una inflamación no resuelta que ha alterado la tolerancia inmunológica.

Y eso, emocionalmente, nos confronta con una de las heridas más profundas: la del autoabandono. Esa herida en la que creemos que tenemos que anular partes de nosotros para encajar, o que solo somos valiosos si rendimos, si damos y, por supuesto, si no molestamos. Quizás el cuerpo solo trata de eliminar partes suyas como si fueran errores, como si fueran peligros, como si fueran enemigos.

En la hipersensibilidad, el relato es más sutil, pero no menos impactante. Es el relato de un sistema inmune que ha aprendido a vivir con los nervios de punta. Que responde con todo su arsenal frente a un cambio de clima, un aditivo alimentario, una situación emocional. No hay daño estructural claro. No hay un patógeno ni un anticuerpo. Pero el cuerpo se desregula, como si estuviera sintonizado en una frecuencia tan alta que cualquier roce lo altera.

Y esto tiene que ver también con la historia previa de ese organismo, porque un sistema que ha estado expuesto al estrés crónico, a la disbiosis, a la inflamación sostenida o a vínculos inseguros, pierde su margen de tolerancia. Es como si sus filtros estuvieran tan desgastados que ya no pueden procesar ni siquiera lo más básico sin generar una tormenta y ahí, cualquier cosa lo colapsa.

Pero aquí viene lo esencial.

Porque una alergia no es solo un error. Es un grito de alarma. Una forma inmadura de decir: «Esto me sobrepasa». Una enfermedad autoinmune no es una traición del cuerpo. Es un grito que dice: «He olvidado cómo cuidarme a mí mismo». Y una hipersensibilidad no es una exageración. Es una expresión corporal que suplica: «Necesito vivir en un entorno más amable».

Todo esto se resuelve cuando, teniendo en cuenta toda la red, empezamos a hablar con nuestro sistema inmune desde otro lugar.

Tal vez la gran lección sea que lo que el sistema inmune necesita no es más fuerza, sino más discernimiento. No más defensa, sino más seguridad. No más lucha, sino más paz.

Porque no hay inmunidad sin confianza. Y no hay confianza sin la experiencia de sentirse a salvo.

Si algo hemos podido aprender a lo largo de este capítulo acerca del sistema inmune, es que la vida no se sostiene solo desde la defensa, sino desde el equilibrio. Su función no es atacar indiscriminadamente, sino discriminar con precisión: reconocer lo propio, tolerar lo seguro y responder ante lo verdaderamente peligroso. Cuando ese discernimiento se pierde, el cuerpo entra en confusión: reacciona frente a lo inofensivo, ataca lo que debería cuidar, y vive en un estado de alerta permanente. Lo interesante es que esa misma lógica biológica también podríamos aplicarla a nuestra vida emocional, como hemos visto. Así como el sistema inmune puede desregularse tras años de inflamación, estrés o confusión en sus señales, también nuestra identidad puede fragmentarse cuando hemos vivido demasiado tiempo tratando de adaptarnos, reprimiendo emociones o desconectándonos de lo que somos. De hecho, podríamos decir que el sistema inmune funciona como un espejo de nuestras guerras internas: cuanta más desconfianza hay dentro, más reactividad aparece fuera. Por eso, entender su lenguaje es también una forma de entendernos a nosotros mismos, y es ahí donde comienza el siguiente paso de este viaje: mirar cómo esas batallas invisibles que libramos dentro pueden reflejarse —y quizás resolverse— si aprendemos a bajar las armas y poner fin a la guerra.

Construyendo confianza: cómo fortalecer nuestro sistema inmune

Si el sistema inmune pierde la capacidad de distinguir lo propio de lo ajeno cuando ha sido dañado, entonces reforzarlo no es solo nutrirlo: es recordarle quién es. Ayudarle a restaurar su discernimiento, a recuperar sus límites, a sentirse otra vez seguro, es una tarea vital para que este gran sistema —que no solo defiende, sino también sostiene— funcione en armonía.

Y, para lograrlo, no se necesita solo una fórmula o un suplemento. Se necesita crear un entorno biológico y emocional coherente donde el cuerpo pueda confiar otra vez: dormir bien, moverse con alegría, alimentarse con comida real, exponerse al sol en las primeras y últimas horas del día, tener vínculos que sostengan, respirar con calma, cenar temprano, dejar el móvil a tiempo y recordar cada día que la salud no es solo ausencia de síntomas, sino presencia de coherencia.

Estos hábitos básicos —que a veces suenan demasiado simples para ser tomados en serio— tienen un impacto profundo en la regulación inmunológica. Porque el ejercicio físico, por ejemplo, es mucho más que quemar calorías; este estimula la circulación de células inmunes, reduce la inflamación sistémica, mejora la microbiota y regula el eje hipotálamo-hipófisis-adrenal. Pero no cualquier ejercicio. El que sostiene al sistema inmune no es el que castiga, sino el que acompaña: caminar al sol, bailar, estirarse, subir una montaña, nadar, respirar en movimiento, correr, cargar peso…

Porque moverse no debería ser una carga más en la lista de deberes, sino una forma de recuperar y mantener la salud. Y eso, aunque no aparezca en los análisis, es profundamente inmune.

Puede que te preguntes: Fani, ¿cómo puedo implementar estos hábitos en mi rutina? Pues eligiendo aquella actividad que te motive y te permita sostenerla con constancia en el tiempo. Es interesante que puedas combinar diferentes disciplinas para obtener los diferentes beneficios que pueden aportar, pero trata de que incluyan trabajo de fuerza, movilidad y ejercicio cardiovascular.

Y lo mismo ocurre con la alimentación. Una dieta rica en azúcares, harinas ultraprocesadas y aceites refinados sobrecarga el intestino, inflama la mucosa y agota a la microbiota. En cambio, una alimentación basada en vegetales frescos, grasas saludables, proteínas de calidad y especias antiinflamatorias no solo nutre; reeduca al sistema inmune, apacigua su reactividad, fortalece las barreras y mejora la tolerancia inmunológica.

Y no podríamos olvidarnos de nuestro sistema nervioso, porque pocas cosas debilitan tanto al sistema inmune como el estrés sostenido, ya que este activa de forma constante el cortisol, que a corto plazo es protector, como hemos visto anteriormente, pero a largo plazo lo daña todo: las mucosas, la microbiota, el descanso, la digestión, el sueño, el deseo.

Lo peor del estrés no es que lo sintamos, sino que no lo veamos. Que hayamos normalizado vivir tensos, apurados, irritables. Que nos hayamos acostumbrado a correr sin saber adónde. Por eso, más allá de técnicas o estrategias, lo esencial es preguntarte: ¿De qué no te estás permitiendo descansar? ¿Qué estás sosteniendo por miedo a soltar?

La paz inmunológica empieza cuando dejamos de vivir como si todo fuera urgente: dormir no es solo descansar, comer no es solo ingerir, moverse no es solo quemar. Todo lo que haces en tu día a día está entrenando —o desregulando— tu sistema inmune.

Y, aunque estos pilares son fundamentales, hay otros aspectos igual de importantes que a menudo no reciben la atención que merecen. Por ello, quiero que nos centremos en **tres focos menos visibilizados, pero profundamente transformadores** que pueden marcar un antes y un después en tu salud inmunológica.

1. Cuidar las barreras: contención antes del «ataque»

El sistema inmune no comienza con los glóbulos blancos: comienza mucho antes, en los bordes. En los lugares donde el cuerpo se encuentra con el mundo exterior. Hablamos de la piel, de las mucosas respiratorias, del epitelio intestinal y del ácido gástrico, por ejemplo. Estas estructuras —físicas y químicas— no solo nos separan del entorno, sino que actúan como un sofisticado filtro que decide qué entra, qué se queda fuera y, sobre todo, qué debe ser combatido y qué puede ser tolerado.

Cuando estas barreras están íntegras, el sistema inmune puede mantenerse en calma, no necesita activar sus mecanismos de defensa constantemente, no tiene que sospechar de todo. Pero cuando se desgastan —por una dieta rica en ultraprocesados, el estrés crónico, desajustes en el equilibrio de la microbiota (también denominados «disbiosis intestinal») o el uso prolongado de antiinflamatorios, antibióticos y antiácidos—, el sistema inmune se ve obligado a responder a estímulos que antes no suponían una amenaza, y eso lo agota.

Imagina que, en lugar de un castillo bien protegido, tu cuerpo se convierte en una fortaleza con grietas: todo lo que antes quedaba fuera, ahora entra. Partículas alimentarias mal digeridas, toxinas ambientales, bacterias oportunistas... Todo empieza a colarse, y al colarse, el sistema inmune reacciona. Pero no porque sea débil, sino porque vive sobreestimulado. Una estimulación constante que da lugar a inflamación crónica de bajo grado, y eventualmente a trastornos como alergias, enfermedades autoinmunes o síndromes inflamatorios persistentes.

Las barreras no son simples límites físicos: son parte activa del sistema inmunológico. Contienen receptores, células especializadas y mecanismos de alerta temprana. Por ejemplo, el ácido gástrico en el estómago no solo digiere: esteriliza. Mata microorganismos antes de que lleguen al intestino. La mucosa intestinal produce inmunoglobulina A, que neutraliza toxinas sin generar inflamación y el epitelio intestinal decide —milímetro a milímetro— qué pasa al interior del cuerpo y qué se queda fuera.

Proteger estas barreras es ofrecerle al sistema inmune su mejor aliado: el descanso. Porque, cuando el cuerpo filtra bien, no necesita pelear tanto; así que veamos qué puedes hacer para ayudar a estas barreras a realizar su función. ¿Por dónde empiezo?

- Toma una cucharadita de vinagre de manzana en agua tibia antes de las comidas principales. Estimula la secreción de ácido clorhídrico, la primera barrera química del cuerpo.
- Evita líquidos fríos durante las comidas. El frío enlentece la digestión y debilita la capacidad antimicrobiana del estómago.
- Toma melena de león *(Hericium erinaceus)* en polvo o cápsulas en tu rutina diaria. Este hongo medicinal regenera la mucosa intestinal, reduce la inflamación y protege la barrera epitelial intestinal. También puedes consultar el apartado de suplementos que tienes en el siguiente QR; en él verás el suplemento para el cuidado y la regeneración de las mucosas que utilizo en consulta.

2. Cuidar la diversidad de la microbiota: una comunidad que también te defiende

En el intestino habita una comunidad de microorganismos que educa al sistema inmune: regulan la inflamación, impiden infecciones, producen neurotransmisores y afinan la memoria inmunológica.

Cuando esta comunidad se empobrece —por antibióticos, estrés o mala alimentación—, lo que era aliado puede convertirse en riesgo. Por eso, cuidar de la microbiota implica cuidar a quienes la componen. ¿Cómo puedes hacerlo?

- Camina descalzo por tierra o arena natural a diario. Si no tienes jardín o no vives en el campo, ve a un parque cercano.
- Prioriza la variedad vegetal en tus comidas. Trata de incluir al menos cinco vegetales diferentes en tu día a día, consume alimentos fermentados naturales como chucrut, kéfir o kimchi a diario y no te olvides de consumir setas.
- Si te duchas diariamente, no te enjabones cada día el cuerpo, ya que de este modo estarías barriendo millones de microbios. Utiliza un poco de jabón solo si lo necesitas en zonas íntimas o para evitar el mal olor, pero la evidencia es clara: el agua es suficiente y el exceso de higiene es contraproducente para tu salud.

3. Exponerse a la luz solar: entrenar la inmunidad con luz

La exposición a la luz natural no solo regula sueño y humor: sincroniza nuestros ritmos circadianos y fortalece la inmunidad. Estudios recientes han demostrado que los neutrófilos —los glóbulos blancos más abundantes en sangre y responsables de la primera línea de defensa contra bacterias— no solo circulan de manera pasiva, sino que modifican su capacidad de respuesta según el momento del día. Su eficacia bactericida es significativamente mayor durante el día, y esto se debe a la activación de genes vinculados al reloj biológico, como el Per2, un conjunto de genes que marcan los ritmos internos del cuerpo, regulando cuándo deben activarse o descansar distintos procesos, desde el metabolismo hasta la respuesta inmunitaria.

Este gen no solo participa en la regulación circadiana, ese reloj interno que marca los ritmos biológicos del cuerpo y coordina, entre otras funciones, cuándo debemos estar activos o en reposo, sino que también estimula funciones inmunes clave, como la producción de citoquinas y la liberación de enzimas antimicrobianas, unas moléculas que actúan como pequeñas armas químicas capaces de destruir bacterias y otros patógenos. En otras palabras: cuando estamos expuestos a la luz natural, nuestras defensas no solo están despiertas, sino que son su mejor versión.

La luz de la mañana actúa como un entrenador silencioso que afina nuestras defensas, pero si pasamos el día entre cuatro paredes, bajo luces artificiales, con pantallas que nos saturan por la noche y sin exposición solar real, ese ritmo se desincroniza. Y un sistema inmune desincronizado es más torpe, más reactivo y menos eficiente.

Por eso, la luz solar no es solo energía: es información. Le dice al cuerpo cuándo defenderse, cuándo descansar y cuándo reparar. Sin esa señal, el sistema entra en confusión.

Así que si tenemos en cuenta que la luz solar es el alimento número uno para que nuestro reloj interno y nuestras mitocondrias funcionen correctamente, en la práctica, esto significa integrar la luz natural como un nutriente clave. ¿Cómo puedes hacerlo?

- Sal a caminar de quince a veinte minutos al sol entre las ocho y las diez de la mañana, sin gafas de sol.
- Trabaja cerca de ventanas (preferiblemente abiertas) o en exteriores al menos una hora al día.
- Evita la luz artificial al atardecer: prioriza la luz roja en casa y desconecta de pantallas.

Después de leer estos tres puntos, y los básicos que los preceden, puede que hayas llegado a la conclusión de que fortalecer el sistema inmune no es solo tomar suplementos, ni hacer deporte o dormir más. En realidad, fortalecer tu sistema inmune implica crear un entorno donde el cuerpo pueda dejar de vivir a la defensiva. Donde pueda confiar otra vez en que el mundo no es un lugar hostil. Donde sepa que lo que entra por la boca, por los ojos o por los vínculos no lo va a dañar.

Así que este capítulo no es una lista de consejos, sino una invitación a que, poco a poco, puedas regresar a ti. A tus ritmos, a tus emociones, a tu descanso, a tus límites. A recordar que un cuerpo que se siente sostenido, es un cuerpo que ya no necesita defenderse tanto.

Hasta aquí el sistema inmune.

La guerra terminó.

3

Las hormonas: el idioma invisible del cuerpo

Imagina por un momento que dentro de ti habita una red de comunicación tan sofisticada como invisible. Una red que no necesita cables, ni pantallas, ni palabras. Una red que traduce lo que sientes, lo que comes, lo que piensas y lo que vives en química.

Esa red está formada por las hormonas. Pequeñas moléculas que viajan a través de la sangre y que actúan como mensajeras entre los órganos, los tejidos y cada célula de tu cuerpo, y, aunque no las veas, regulan todo lo que eres.

Las hormonas no piensan, pero dan instrucciones. No sienten, pero responden a lo que sientes. Funcionan como un sistema de mensajería interno que le dice al cuerpo qué hacer, cómo hacerlo y cuándo hacerlo. Son, literalmente, el lenguaje bioquímico de tu vida interna.

Desde el punto de vista científico, las hormonas son sustancias secretadas por glándulas endocrinas directamente al torrente sanguíneo. A diferencia de las glándulas exocrinas —como las salivales o las sudoríparas—, que liberan sus productos hacia el exterior del cuerpo o hacia cavidades, las glándulas endocrinas son silenciosas, discretas, internas, pero absolutamente poderosas. Entre las más importantes están el hipotálamo, la hipófisis, la tiroides, las glándulas suprarrenales, el páncreas, los ovarios y los testículos.

Cada una de estas glándulas produce hormonas específicas con funciones vitales, y aunque a lo largo de este capítulo iremos profundizando en ellas, quédate con lo siguiente:

- La hipófisis (o glándula pituitaria) está situada en la base del cerebro y es conocida como «la glándula maestra» porque regula muchas de las demás.
- La tiroides (la veremos con detenimiento en el capítulo 3), ubicada en el cuello, regula el metabolismo energético a través de las hormonas T3 y T4, principalmente.
- Las suprarrenales liberan cortisol y adrenalina, esenciales en la respuesta al estrés.
- El páncreas produce insulina, clave en la regulación de la glucosa en sangre.
- Los ovarios y testículos generan las hormonas sexuales, que no solo influyen en la reproducción como comúnmente se cree, sino también influyen en el estado de ánimo, la memoria, el apetito, la energía y la salud ósea.

Lo más fascinante es que las hormonas no viajan al azar. Durante décadas, creímos en el modelo de «llave y cerradura»: cada hormona como una llave que solo encajaba en su receptor específico para activar una función concreta. Y si bien esta idea ayudó a comprender ciertas bases de la bioquímica, hoy sabemos que esa teoría no es del todo cierta.

La física cuántica y la bioinformática han abierto una nueva ventana: las hormonas no solo interactúan por estructura, sino por frecuencia. Cada hormona, cada proteína funcional, emite una señal luminosa específica. No una luz visible, sino una frecuencia precisa. Por ejemplo, se ha demostrado que la leptina emite una frecuencia de 727 nm —la misma que su receptor— como si ambas danzaran al ritmo de una misma melodía vibracional. Cuando esa frecuencia se pierde —ya sea por inflamación, toxicidad o demasiada exposición a luz azul— la hormona deja de ejercer su función correctamente. Pero lo más sorprendente es que al exponer esa proteína a su frecuencia específica desde fuera —como sucede con los paneles de luz roja e infrarroja que emiten a 727 nm—, su función puede restaurarse.

Este descubrimiento, impulsado por investigadoras como Irena Cosic, cambia nuestra forma de entender la fisiología: no es solo una cuestión de estructuras químicas, sino de resonancia energética. La comunicación hormonal no es estática ni mecánica, sino vibracional. Y eso explica por qué una misma hormona puede comportarse de forma distinta no solo según el receptor, sino según el estado energético y la coherencia lumínica del entorno celular.

Este mecanismo se debe a la distribución y el tipo de receptores que hay en cada tejido. Cada órgano tiene un «pasaje receptor» único, y dependiendo de ese patrón, la misma hormona puede desencadenar efectos completamente opuestos. Es una demostración del sofisticado diseño del sistema hormonal humano.

Entre otros ejemplos de hormonas encontramos la insulina, que estimula la entrada de glucosa en el músculo para generar energía, pero también puede promover la acumulación de grasa en el tejido adiposo si está en exceso. La oxitocina, conocida como «la hormona del amor», se libera durante el parto, la lactancia y también en los abrazos prolongados o durante el orgasmo. Pero es que, además, en el intestino también se producen ciertas hormonas: la grelina (que estimula el apetito) y la leptina (que induce la saciedad) son solo algunos ejemplos de este sistema hormonal digestivo tan poco conocido pero fundamental.

Las hormonas actúan de manera secuencial y jerárquica. Por eso hablamos de «ejes hormonales», donde diferentes glándulas se comunican en cadena. Uno de los más conocidos es el eje hipotálamo-hipófisis-adrenal (HHA), encargado de coordinar la respuesta al estrés. Cuando percibes una amenaza, real o imaginaria, el hipotálamo activa la hipófisis, que a su vez estimula las suprarrenales para que liberen cortisol y adrenalina. Todo esto ocurre en segundos, incluso antes de que seas plenamente consciente de que estás estresado. Por eso, aunque te cueste aceptarlo, el cuerpo siempre reacciona antes que tú.

Lo mismo ocurre con el eje hipotálamo-hipófisis-gonadal (HHG), que regula las hormonas sexuales, o con el eje tiroideo, responsable del ritmo metabólico. Estos ejes no solo están interconectados entre sí, sino también profundamente influenciados por el sistema nervioso y el inmune. De ahí que, cuando una persona vive en estrés crónico, no solo se eleva el cortisol; también puede alterarse el ciclo menstrual, la libido, el sueño, la inmunidad y el apetito.

Aquí es donde aparece uno de los conceptos más importantes de la endocrinología: la homeostasis. La homeostasis es el estado de equilibrio dinámico que el cuerpo busca mantener frente a los constantes cambios del entorno. Las hormonas son las encargadas de asegurar que ese equilibrio no se rompa.

Por ejemplo, cuando comes una comida rica en carbohidratos, los niveles de glucosa en sangre aumentan. Este cambio es detectado por las células beta del páncreas, que responden liberando insulina, una hormona que actúa como una llave bioquímica. Su función es permitir que la glucosa entre a las células —especialmente del músculo, el hígado y el tejido adiposo—, donde se utilizará como fuente de energía o se almacenará como glucógeno o grasa.

Cuando los niveles de glucosa en sangre bajan —por ejemplo, si no has comido en varias horas— el cuerpo lo detecta y activa un plan alternativo. Las células alfa del páncreas liberan una hormona llamada «glucagón», que le «pide» al hígado que libere la glucosa que tenía guardada, como si sacara energía del fondo del armario. Si eso no es suficiente, el cuerpo incluso puede fabricar nueva glucosa a partir de otras sustancias, como ciertos aminoácidos. Todo este mecanismo tiene un objetivo claro: asegurarle al cerebro —y a otros órganos vitales— la energía que necesita para seguir funcionando. Aunque el cerebro prefiere la glucosa, también puede usar otros recursos, como cuerpos cetónicos o lactato cuando es necesario.

Otro ejemplo: cuando hace frío, el hipotálamo —esa pequeña pero poderosa región del cerebro que actúa como centro de comando hormonal— detecta la bajada de temperatura y le indica a la hipófisis (la glándula maestra) que libere TSH, la hormona estimulante de la tiroides. Esta hormona viaja a la glándula tiroidea para activar la producción de T3 y T4, las hormonas responsables de elevar el metabolismo basal y generar más calor interno. Sin embargo, hay personas que sienten frío de forma desproporcionada o que sufren más con el calor extremo. ¿Por qué?

Una causa frecuente es una disfunción tiroidea subclínica: sus niveles de T3 pueden estar por debajo del rango óptimo, aunque los análisis sean «normales». Esto significa que su termostato interno no responde con la misma eficacia, y su metabolismo no genera el calor suficiente. También puede influir la sensibilidad de los receptores hormonales o un sistema nervioso simpático más reactivo, que interpreta el frío o el calor como amenazas y desencadena respuestas desproporcionadas. El estado de la microbiota, la presencia de inflamación crónica o el déficit de nutrientes como el yodo, el selenio o el zinc —esenciales para la conversión y acción de las hormonas tiroideas— también pueden alterar esta capacidad de adaptación.

Así, lo que parece solo una «manía» del cuerpo o ser friolero o caluroso, muchas veces es la expresión de un eje hormonal desajustado o fatigado que necesita ser escuchado y regulado.

Y, por último, otro ejemplo sucede por las noches. Cuando disminuye la luz natural, los ojos envían esta información al núcleo supraquiasmático del hipotálamo, nuestro reloj biológico maestro. Este, a su vez, comunica a la glándula pineal —una pequeña estructura en el centro del cerebro encargada de producir melatonina— que es hora de secretar esa hormona. La melatonina no solo induce el sueño; también regula el sistema inmune, modula la producción hormonal y sincroniza los ritmos circadianos. Por eso, la exposición a pantallas brillantes por la noche puede alterar profundamente la calidad del descanso: porque interrumpe la secreción natural de esta hormona clave.

Estos tres escenarios ilustran cómo el cuerpo responde a cambios externos (luz, temperatura, alimentos) e internos (glucosa, señales de estrés) de forma precisa, coordinada y eficaz. Pero también muestran que el cuerpo no reacciona al azar, sino que traduce cada estímulo en una respuesta química diseñada para mantener el equilibrio, lo que implica que puede adaptarse en milisegundos o sostener procesos durante años, dependiendo de lo que necesite.

Sin embargo, este sistema es tan fino y orquestado que puede desequilibrarse con facilidad: una dieta pobre, el insomnio crónico, la falta de exposición solar, el sedentarismo, las toxinas ambientales o incluso los conflictos emocionales sostenidos pueden alterar esta sinfonía. Y, cuando una hormona se desajusta, no lo hace sola: arrastra consigo a muchas otras.

Por eso, síntomas tan comunes como el insomnio, el cansancio, los antojos, la hinchazón, la irritabilidad o la ansiedad pueden tener un componente hormonal subyacente. Pero no suelen identificarse como tal, y en lugar de mirar el mapa completo, solemos atender solo el síntoma, olvidando la red que abraza todos los sistemas.

Comprender las hormonas es como aprender un idioma olvidado. Un idioma que el cuerpo habla desde antes de que nazcas y que sigue escribiendo tu historia cada día, aunque no siempre seas consciente de ello.

Así que este capítulo es una invitación: a que empecemos a escuchar ese lenguaje invisible. A dejar de ver las hormonas como un tema de mujeres o de menopausia, y empezar a entenderlas como lo que realmente son: el sistema de comunicación más poderoso que tiene tu cuerpo para adaptarse, para sobrevivir y también para sanar.

Cómo el sistema endocrino orquesta el equilibrio interno

Marta hacía «todo bien», pero llevaba meses intentando quedarse embarazada, y el positivo no llegaba.

Llevaba una alimentación antiinflamatoria desde hacía años: sin ultraprocesados, rica en vegetales de todos los colores, con grasas buenas, semillas y alimentos fermentados. Había dejado el gluten y el azúcar por voluntad propia, y se suplementaba con omega 3, magnesio y vitamina D tras recomendación profesional. Practicaba yoga y ejercicio de fuerza, caminaba a diario y dormía al menos siete horas cada noche. Incluso llevaba un diario emocional y meditaba cada mañana. Pero no ovulaba.

«¿Cómo puede ser?», se preguntaba. Todo parecía en orden. Tenía treinta y tres años, no tomaba anticonceptivos desde hacía un tiempo y sus ciclos eran medianamente regulares. Pero algo no funcionaba, como si su cuerpo se detuviera en el momento más crucial del ciclo: justo antes de liberar el óvulo.

Hasta que, en una sesión, le pregunté algo muy simple que nadie antes había considerado relevante: «¿Cuánta luz natural recibes al día?».

La pregunta le pareció casi irrelevante. Vivía en una ciudad con buen clima, pero trabajaba frente al ordenador desde temprano hasta tarde. No salía al balcón más que para tender la ropa. Iba al gimnasio de noche, bajo luces led blancas. Cenaba frente al portátil. Se dormía viendo vídeos, con el brillo del móvil a pocos centímetros de sus ojos. Y, aunque su rutina era «saludable» en muchos aspectos, su cuerpo no sabía en qué momento del día estaba. Y eso, para una glándula tan sensible como el hipotálamo, lo cambia todo.

Porque el cuerpo no solo necesita nutrientes, descanso y ejercicio, también necesita señales, y una de las señales más poderosas para el sistema endocrino es la luz solar.

En el caso de Marta, lo que fallaba no era la voluntad de su cuerpo, sino la coherencia de las señales que recibía. Porque lo que pocas veces se dice es que la ovulación —como casi todos los procesos hormonales— está sincronizada con los ritmos circadianos. Es decir, con el reloj interno que regula nuestras funciones biológicas a lo largo del día. El 80% de las mujeres ovulamos en una franja horaria concreta, generalmente a primera hora de la mañana, cuando la señal hormonal alcanza su pico natural. Pero para que esa señal llegue con precisión, el cuerpo necesita saber en qué momento del día está, y ahí entra en juego la luz natural.

La exposición constante a pantallas por la noche, la falta de luz natural por la mañana o incluso trabajar en interiores puede confundir profundamente al eje hormonal. El cerebro no distingue si son las nueve de la mañana o de la noche, ni si la luz que recibe es artificial, y, entonces, los pulsos hormonales se desajustan. No porque el cuerpo esté roto, sino porque está desorientado.

El sistema endocrino es precisamente eso: un orquestador silencioso que depende de señales para afinar su partitura. No emite juicios, no analiza contextos morales, simplemente interpreta, y si las señales que recibe —como el ciclo de luz-oscuridad— son incoherentes, sus respuestas también lo serán.

En términos fisiológicos, el sistema endocrino está compuesto por una red de glándulas que liberan hormonas directamente al torrente sanguíneo. Estas hormonas actúan como mensajeros que llevan información desde un punto del cuerpo a otro, regulando funciones como el apetito, el sueño, el estado de ánimo, el crecimiento, el metabolismo o la fertilidad.

Lo fascinante es que estas glándulas no trabajan de manera aislada. Están interconectadas en lo que podríamos llamar «una cadena de mando biológica». El hipotálamo, situado en el centro del cerebro, actúa como sensor principal. La hipófisis, justo debajo, como central de distribución. Y, a partir de ahí, glándulas como la tiroides, las suprarrenales, los ovarios o los testículos ejecutan órdenes específicas, ajustando sus respuestas según lo que se detecta en el entorno.

Por eso decimos que el sistema endocrino «orquesta» el equilibrio interno. Porque no solo responde, sino que lo hace con inteligencia adaptativa. Y cuando esa sinfonía se interrumpe —por luz artificial, por estrés crónico, por inflamación, exposición a tóxicos, sedentarismo o por desconexión con los ritmos naturales—, el cuerpo no puede afinar. No puede ovular. No puede descansar. No puede regularse.

Este es el punto de partida para entender el eje más importante de todos: el eje hipotálamo-hipófisis, esa línea de comunicación que traduce lo externo en instrucciones internas, y que regula casi todos los procesos hormonales esenciales del cuerpo.

El eje hipotálamo-hipófisis: el gran regulador

Esta vez te pediré que uses tu imaginación para que pienses en tu cuerpo como si fuera una gran ciudad.

En esa ciudad hay estaciones meteorológicas que recogen datos del clima, cámaras que vigilan el tráfico, sensores que detectan cambios de temperatura, de ruido y de movimiento. Toda esa información se envía a una torre de control central: el hipotálamo.

El hipotálamo es esa torre. Una estructura diminuta —del tamaño de una almendra—, pero con una capacidad asombrosa: leer lo que pasa dentro y fuera de ti. Percibe si hace frío o calor, si comiste o estás en ayunas, si estás estresado, enamorado, ansioso, dormido o con fiebre. Recibe señales del sistema nervioso, del sistema inmune, de la microbiota intestinal, de los niveles hormonales en sangre, y con toda esa información toma una decisión: ¿qué necesita el cuerpo ahora?

Pero el hipotálamo no ejecuta las órdenes directamente. Para eso, se comunica con su aliada más cercana: la hipófisis. Una glándula del tamaño de un guisante que cuelga como una joya del hipotálamo, y que actúa como central de mando para el resto del sistema endocrino. Si el hipotálamo es el estratega, la hipófisis es la que envía los correos, las llamadas y las órdenes.

Cuando el hipotálamo detecta un cambio, envía señales químicas llamadas «factores liberadores» a la hipófisis. Esta, al recibirlas, produce hormonas específicas que activan a otras glándulas del cuerpo. Es una cascada perfectamente coordinada.

Por ejemplo:

- Si el cuerpo necesita aumentar el metabolismo, por ejemplo para entrar en calor, la hipófisis libera TSH, que estimula la tiroides para producir T3 y T4.
- Si hay una amenaza, se libera ACTH (hormona adrenocorticótropa o adrenocorticotropina), que estimula a las glándulas suprarrenales para que secreten cortisol.
- Si estás en fase fértil, libera LH y FSH, que regulan la ovulación o la producción de esperma.
- Si es hora de dormir, el hipotálamo regula la producción de melatonina a través de señales a la glándula pineal.

Cada una de estas señales tiene su momento, su intensidad y su duración. Nada es azar. De hecho, este eje funciona con pulsos hormonales, como pequeñas olas que van y vienen. Y esos pulsos deben ser precisos: si son demasiado lentos, la señal se debilita. Si son demasiado frecuentes, la célula receptora puede volverse insensible. El equilibrio es tan fino como una partitura: cada nota, en el momento justo.

Ahora bien, volvamos al escenario que comentamos con el sistema inmune: ¿qué ocurre cuando hay un estímulo emocional intenso, como una discusión, por ejemplo?

El hipotálamo lo percibe como una amenaza. Inmediatamente libera CRH (hormona liberadora de corticotropina), que llega a la hipófisis. Esta responde liberando ACTH (hormona adrenocorticótropa), cuya función principal es estimular las glándulas suprarrenales para que, en segundos, liberen cortisol, la hormona del estrés. Esto prepara al cuerpo para responder: se aumenta el azúcar en sangre, se eleva la presión, se agudiza la atención, se detiene la digestión y se bloquea la fertilidad.

Esta es una respuesta adaptativa, diseñada para durar minutos, no semanas.

Pero si ese estado de alarma se sostiene —por estrés crónico, preocupaciones constantes, insomnio, exceso de pantallas o una vida emocional no regulada—, el eje hipotálamo-hipófisis entra en modo de supervivencia, y lo que antes era una reacción útil se convierte en una disfunción, algo muy similar a la respuesta inflamatoria en el sistema inmune.

Por eso, cuando este eje se desajusta, no solo se altera el estrés: también la tiroides, el apetito, el sueño, la ovulación, la piel y el sistema inmune. Porque todo está conectado en esa red.

El eje hipotálamo-hipófisis regula funciones esenciales para la vida diaria, y cuando algo interfiere en su equilibrio, los efectos pueden sentirse en todo el cuerpo. Aquí tienes ejemplos concretos de cómo pueden alterarse cada una de estas funciones por causas diversas.

- **El ciclo menstrual y la fertilidad:** una mujer con ciclos regulares comienza a practicar ayuno intermitente, realizando las ingestas de comida diaria a lo largo de 8 horas y dejando un descanso digestivo en ayunas de 16 horas, pero lo lleva a cabo sin adaptar su alimentación ni su carga física. En pocas semanas, entra en amenorrea, y su menstruación desaparece. ¿Por qué? Porque, en ciertos contextos, una reducción drástica de calorías incoherente con su contexto puede enviar al hipotálamo la señal de que hay escasez energética, lo que disminuye la liberación de Gn-RH y, por tanto, interrumpe la cascada hormonal hacia los ovarios. El cuerpo «suspende» la fertilidad para priorizar recursos.
- **La respuesta al estrés (cortisol, adrenalina):** en este caso, pensemos en un hombre que consume altas cantidades de cafeína a diario. Su sistema se mantiene en un estado de alerta artificial constante, lo que sobreestimula el eje hipotálamo-hipófisis-suprarrenal. El resultado puede ser una liberación excesiva de cortisol que a la larga genere insomnio, ansiedad o incluso problemas de memoria. Aquí, la disrupción no viene por un trauma, por ejemplo, sino por una sustancia estimulante.
- **La temperatura corporal:** una persona con deficiencia crónica de hierro empieza a notar que siempre tiene frío, incluso en ambientes templados. El hierro es esencial para la conversión de T4 a T3 —la hormona tiroidea activa—, y sin esta conversión eficaz, la señal enviada desde el eje hipotálamo-hipófisis pierde eficacia. Aunque se produzca TSH, la tiroides no logra generar suficiente T3 funcional, y el cuerpo

reduce su termogénesis basal, mientras que la persona sigue pensando que la edad le ha vuelto más friolera.

- **La síntesis de leche materna:** una madre lactante vuelve al trabajo pocas semanas después del parto y no lo lleva bien, le gustaría quedarse con su bebé, pero no puede permitirse dejar el trabajo, por lo que empieza a espaciar mucho las tomas porque no siempre puede dar el pecho o extraerse leche. Esa falta de estímulo mecánico en el pezón reduce la liberación de oxitocina y prolactina, dos hormonas fundamentales para mantener la producción de leche. El eje hipotálamo-hipófisis interpreta esa disminución de estímulo como una «señal» de que el bebé necesita menos alimento y, poco a poco, la producción baja. Aquí no hay un fallo del cuerpo; es la propia lógica fisiológica que responde a la falta de estímulo, mostrando cómo lo emocional, lo social y lo biológico se entrelazan en un mismo proceso.
- **El crecimiento y reparación tisular:** un adolescente que duerme de forma fragmentada por uso excesivo de pantallas por la noche, tiene dificultades para recuperar tejidos tras el ejercicio, muchas agujetas, dolores musculares... Esto ocurre porque la hormona del crecimiento (GH), que se libera mayoritariamente en los primeros ciclos del sueño profundo, se ve comprometida. El hipotálamo y la hipófisis están listos para actuar, pero si no hay sueño reparador, el estímulo nunca ocurre.
- **El estado de ánimo y la energía:** una mujer con una infección intestinal crónica —sin síntomas digestivos evidentes— empieza a notar apatía, falta de motivación y agotamiento. Al investigar, se observa un desequilibrio de su microbiota intestinal que interfiere en la señalización de serotonina y GABA al sistema nervioso

central. La hipófisis responde con una menor producción de ciertas hormonas reguladoras. Aquí, la causa es orgánica, no emocional: un intestino inflamado que altera el eje desde dentro y afecta directamente a su salud mental.

- **La homeostasis hídrica (retención de líquidos):** una persona que viaja constantemente y cambia de huso horario cada semana empieza a notar piernas hinchadas y presión abdominal. Esto se debe a una desincronización de su ritmo circadiano, que altera la secreción de vasopresina (ADH), una hormona que regula el equilibrio hídrico. El eje hipotálamo-hipófisis interpreta esta desregulación como una necesidad de retener agua, lo que genera un edema leve.

Como puedes observar en cada uno de esos ejemplos, este eje no distingue entre un peligro real y uno imaginado, reacciona ante lo que percibes como real, y por eso una preocupación sostenida, aunque no se concrete, puede generar la misma cascada fisiológica que un trauma físico como un golpe. Y ahí reside su complejidad: traduce lo invisible en biología.

Metafóricamente y simplificándolo mucho, es como si el cuerpo tuviera un traductor simultáneo que escucha lo que vives, lo interpreta a su manera y lo convierte en química. Esa traducción es la que puede ayudarte a regular o a enfermar, si el mensaje es distorsionado o sostenido en el tiempo.

Y lo más importante: este eje puede reprogramarse a través del ritmo, la luz, el descanso, la alimentación, el vínculo seguro, la respiración, el contacto con la naturaleza… No con fórmulas mágicas, sino con la repetición de mensajes seguros. Porque el cuerpo siempre está escuchando, y cuando percibe que puede bajar la guardia, empieza a sanar.

Por eso, entender el eje hipotálamo-hipófisis es algo más que comprender nombres difíciles. Es darte cuenta de que tu cuerpo no falla por capricho, sino que reacciona a un entorno que muchas veces no es coherente con sus necesidades fisiológicas y emocionales.

Y, si cambias el entorno, el mensaje cambia. Y con él, cambia la respuesta.

Tres ejes que hablan por ti

Volvamos a pensar en tu cuerpo, pero esta vez como una orquesta sinfónica. Cada sección —cuerdas, viento, percusión— representa una función vital. El secreto de su armonía no está en las notas aisladas, sino en el director que las coordina. Ese director, como hemos visto, es el eje hipotálamo-hipófisis. Y sus partituras se distribuyen por distintas secciones: una para el estrés, otra para la energía metabólica, otra para la fertilidad. Cada una con su tempo, su intensidad y su mensaje.

En realidad, no hablamos de un único eje, sino de una red de circuitos especializados que se comunican entre sí de forma constante. El eje del estrés, el tiroideo y el gonadal no son compartimentos estancos e independientes; son secciones de una misma sinfonía, donde si un violín desafina, el resto lo nota. Por eso, cuando vives bajo presión constante, no solo sube tu cortisol: también puede alterarse tu tiroides o desaparecer tu menstruación. No es coincidencia, es coordinación.

Cada eje empieza con un estímulo en el hipotálamo, pasa por la hipófisis y llega a su órgano diana —las suprarrenales, la tiroides o las gónadas—. Allí se produce una hormona final que no solo ejecuta una función, sino que devuelve información al cerebro para ajustar la respuesta. Este sistema de retroalimentación es lo que permite mantener el equilibrio dinámico para que podamos adaptarnos con flexibilidad.

Emociones, pensamientos, inflamación, microbiota, ritmos circadianos...; todo influye en cómo estos ejes se expresan, y lo más fascinante es que cada uno de ellos —aunque hable en lenguaje hormonal— te está diciendo algo.

En este capítulo aprenderás a escucharlos. Porque hay días en los que tu cuerpo no grita; simplemente te susurra desde dentro, y ese susurro tiene forma de eje, así que adentrémonos en cada uno de ellos para ver qué nos puede enseñar cada uno de ellos.

Eje del estrés (hipotálamo-hipófisis-adrenal). Cortisol, supervivencia y sobrecarga

Si el cuerpo humano tuviera una alarma interna, estaría sintonizada con el eje del estrés. El eje hipotálamo-hipófisis-adrenal, también conocido como «eje HPA», es la vía que permite a tu organismo responder ante cualquier amenaza. Desde una infección hasta una discusión, desde un corte de tráfico hasta una pérdida emocional. No distingue entre real o imaginado. Solo interpreta el mensaje: «Algo no va bien».

Cuando se activa, este eje pone en marcha una de las respuestas más complejas y a la vez más antiguas del cuerpo: la de supervivencia, y lo hace a través de una hormona protagonista que ya conoces: el cortisol.

Todo comienza en el hipotálamo, que detecta una amenaza (ya sea interna o externa) y libera una hormona llamada «CRH» (hormona liberadora de corticotropina). Esta señal química llega a la hipófisis anterior, que responde con la liberación de ACTH (hormona adrenocorticotropa). ACTH viaja por la sangre hasta las glándulas suprarrenales, situadas encima de los riñones, y les ordena liberar cortisol. Y entonces el cuerpo cambia de estado.

La glucosa se eleva en sangre para que el cerebro y los músculos tengan energía inmediata. La presión arterial sube. El sistema inmune se modula —se reduce temporalmente la inflamación—. El aparato digestivo y reproductivo se desaceleran: no son prioritarios cuando lo esencial es sobrevivir, y el cuerpo entra en modo alerta.

Este mecanismo es fascinante. Rápido, eficaz, vital. El problema no es la respuesta en sí, sino su cronificación, como he insistido ya en varias ocasiones, porque es ahí donde muchos cuerpos empiezan a enfermar.

Y es que el cortisol no es héroe ni villano, tendemos a demonizar el cortisol, como si fuera la raíz de todos los males, pero lo cierto es que sin él no podríamos vivir. El cortisol no solo nos ayuda a responder al estrés, también regula la presión arterial, los ritmos circadianos, el sistema inmune y el metabolismo de proteínas, grasas y carbohidratos. Actúa como un director de orquesta silencioso que asegura que cada sistema esté en su sitio en el momento adecuado.

El problema surge cuando la producción de cortisol se vuelve ininterrumpida. El cuerpo entra en un estado de vigilancia permanente, como si el león que nos persigue nunca se fuera. Esto puede ocurrir por situaciones reales de estrés crónico (trabajo, conflictos personales, precariedad, duelos...) o por microestresores sostenidos: exceso de pantallas, falta de luz solar, inflamación intestinal, dietas muy restrictivas, sedentarismo, pensamientos repetitivos o una vida emocional no gestionada.

Cuando el eje HPA permanece activado demasiado tiempo, comienza el desgaste, y pasamos de la respuesta adaptativa que es útil, al colapso funcional.

Al principio, el cuerpo responde con un exceso de cortisol. Este es el momento en el que muchas personas se sienten «hiperfuncionales»: productivas, activas, incluso invulnerables, como si pudiesen con todo. Pero esta fase de euforia es engañosa, ya que, en realidad, es solo la primera etapa del agotamiento.

Con el tiempo, el cuerpo se cansa de estar en alerta todo el día y deja de escuchar su propia voz interna: la señal del estrés (el cortisol) ya no tiene el mismo efecto, y los ritmos naturales se desordenan. A veces hay demasiada activación por la noche y muy poca por la mañana, todo el sistema se desajusta y empiezan los síntomas. La persona duerme mal, está más irritable, acumula grasa en la zona del abdomen, tiene momentos de ansiedad, confusión mental y problemas digestivos. No es que el cuerpo haya dejado de luchar, es que está agotado.

Este patrón es habitual en consulta. Personas que llegan con síntomas tan diversos como insomnio, estreñimiento, infecciones recurrentes, caída de cabello, trastornos menstruales o hipotiroidismo subclínico, y todo tiene un denominador común: un eje del estrés hiperactivado y desgastado.

Actualmente sabemos que esta sobrecarga no es solo un tema emocional, sino multifactorial. Puede ser provocada o sostenida por la microbiota intestinal, los niveles de vitamina D, una mala gestión de la glucosa en sangre, las carencias de omega-3 o un entorno inflamatorio de bajo grado. Por eso es esencial no reducirlo todo al estrés «psicológico», sino atender el entorno fisiológico que está sosteniendo esa alerta con otros tipos de estrés.

No debemos olvidar que el cortisol fue diseñado para ayudarte a sobrevivir, pero no para vivir en él. Cuando se convierte en tu estado habitual, algo esencial se pierde: la capacidad de autorregulación.Y esa es la gran paradoja de este eje: cuanto más tiempo llevas activándolo, menos efectivo se vuelve. Cuanto más te esfuerzas por «tirar para adelante», más probable es que tu sistema colapse.

Pero la buena noticia es que este eje se puede reentrenar, porque recuerda que el cuerpo no está roto, solo está sobrecargado, y lo que necesita no es más estimulación, sino ritmo, seguridad y pausas verdaderas. Así que te propongo que te hagas la siguiente pregunta: ¿Qué pasa cuando el cuerpo no sabe descansar?

Imagina un coche que nunca se detiene. Siempre en marcha, siempre en la carretera. Puede parecer eficiente al principio, pero incluso el motor más resistente necesita parar para evitar el sobrecalentamiento o simplemente para repostar. Tu cuerpo funciona igual.

El descanso no es un lujo, es una función biológica esencial. Y cuando hablamos de descanso no nos referimos solo al sueño nocturno —aunque es clave—, sino también a los microciclos de recuperación que deberían existir durante el día: pausas mentales, momentos de silencio, digestiones en calma, estados de relajación sostenida. Todo eso también forma parte de lo que el cuerpo necesita para «resetear» sus sistemas.

Cuando el eje del estrés (HPA) está hiperactivado, el cuerpo pierde la capacidad de distinguir entre el día y la noche, la alerta y la recuperación. Este desajuste afecta especialmente a una estructura cerebral llamada «núcleo supraquiasmático», que regula los ritmos circadianos y la producción de melatonina, y cuando la melatonina baja, no solo cuesta dormir, sino que también se altera la inmunidad, se desregula el apetito, el metabolismo se ralentiza y se pierde sensibilidad a la insulina.

El cuerpo entra en un estado de desincronización. Está cansado, pero no puede descansar. Tiene hambre, pero no sabe si es real. Tiene sueño, pero la mente no se apaga y, por tanto, no descansa. Sabemos que esta incapacidad de descanso lleva a una pérdida de plasticidad biológica, es decir, el cuerpo deja de adaptarse, se vuelve rígido, reactivo, hipersensible. Aparecen cuadros como fatiga crónica, fibromialgia, hipotiroidismo subclínico, amenorrea, disbiosis intestinal o incluso cuadros autoinmunes. Es como si el cuerpo gritara: «¡Ya no puedo con todo!», y la respuesta no puede ser seguir empujando. La respuesta es volver a enseñar al cuerpo a pausar de verdad. Pero (y aquí viene la segunda pregunta que quiero que te hagas): ¿Cómo reentrenar el descanso?

Recuperar la capacidad de descanso no es solo dormir ocho horas, es reeducar al sistema nervioso para que entienda cuándo puede bajar la guardia. Y eso se hace a través de señales concretas: luz natural por la mañana, comida real en horarios estables, respiración consciente, contacto físico seguro, sonidos que regulan el sistema límbico, movimiento suave y placentero, entornos no reactivos.

También es importante reducir la estimulación sensorial y evitar el uso prolongado de pantallas, no atender a todas las notificaciones, huir del exceso de información, no caer en la multitarea emocional, esa tendencia a procesar varias emociones o preocupaciones a la vez —pensar en el trabajo mientras sientes culpa por no estar con tu familia, o revisar el móvil mientras intentas relajarte, por ejemplo—. Porque el descanso profundo no ocurre solo cuando dejas de hacer cosas, sino cuando el cerebro percibe que puede parar un momento y soltarse.

Una persona con cortisol alto puede quedarse tumbada, pero si su mente sigue activa, el eje continúa en alerta, y este es el motivo principal por el que muchas veces no descansamos incluso cuando «descansamos».

El eje del estrés necesita evidencias biológicas de seguridad y esas evidencias no se le dan con palabras bonitas o buenas intenciones, sino con repetición. Con ritmo. Con coherencia.

Porque el descanso no es un botón que se pulsa, es una respuesta que se cultiva.

Y cuanto más entrenas al cuerpo para que reconozca esas pausas, más eficiente se vuelve su sistema neuroendocrino. El cortisol baja, el sistema inmune se regula, la digestión mejora, el sueño se vuelve más profundo…

No es magia, es biología al servicio de tu ritmo.

Eje tiroideo: ritmo, voz y energía. Barómetro del metabolismo físico y emocional

Si el cortisol es el guardián de la supervivencia, la tiroides es el reloj maestro del cuerpo. Una pequeña glándula con forma de mariposa, ubicada en el cuello, que regula la velocidad a la que ocurre prácticamente todo dentro de ti: cómo produces energía, cómo digieres, cómo te mueves, cómo piensas y hasta cómo te sientes. La tiroides no es solo metabolismo. Es ritmo vital.

Este eje —conocido como «eje tiroideo»— es una de las rutas principales de comunicación entre el cerebro y el cuerpo. Todo empieza en una pequeña región del cerebro llamada «hipotálamo», que actúa como un mensajero y le recuerda a otra glándula, la hipófisis, que es hora de despertar a la tiroides. La hipófisis envía entonces una señal química que viaja por la sangre hasta el cuello, donde vive la glándula tiroides, indicándole que produzca sus dos hormonas principales: T4 y T3. Estas hormonas son como el acelerador y el freno del metabolismo: le dicen a cada célula cuánta energía debe generar y a qué ritmo debe funcionar.

Estas hormonas tiroideas no se quedan solo en el cuello, viajan por la sangre a cada célula del cuerpo, donde ajustan su tempo. Aceleran o ralentizan la producción de energía (ATP), modulan el uso de oxígeno, regulan la temperatura corporal y afectan al sistema cardiovascular, digestivo, nervioso y reproductivo.

Cuando el nivel de T3 es el adecuado, el cuerpo se siente vivo y en equilibrio: el corazón late con ritmo, la mente está clara, los músculos responden, el intestino se mueve, el ciclo menstrual se mantiene regular. Pero si la T3 baja —por déficit de conversión o falta de producción—, todo se enlentece. Es como si el cuerpo bajara la intensidad de la música sin previo aviso.

Y lo más curioso es que esto no siempre se detecta fácilmente en una analítica básica. Muchas personas tienen niveles normales de TSH y T4, pero sus tejidos no reciben suficiente T3. Es lo que en PNI clínica llamamos «un hipotiroidismo funcional», donde no hay una enfermedad como tal, pero sí hay una disfunción que altera la calidad de vida.

Debemos tener en cuenta que el metabolismo no es solo físico, también es emocional. La tiroides responde a la vida, como has podido ver hasta ahora, y lo hace con una sensibilidad exquisita. Puede alterarse por una infección, por falta de yodo o selenio, pero también por emociones no digeridas, por duelos pendientes, por presión interna constante. Es, literalmente, un barómetro físico y emocional.

Si observamos con una mirada integrativa, sabemos que la tiroides es una de las glándulas más afectadas por el estrés crónico y no es casualidad. Cuando el eje del estrés está hiperactivado, el cuerpo interpreta que no es momento de gastar energía, sino de conservarla. Entonces, el hipotálamo reduce la producción de TRH, la hipófisis responde con menos TSH, y la tiroides desacelera. Todo en nombre de la supervivencia.

Además, cuando el estrés se mantiene durante mucho tiempo y el cortisol está elevado, la tiroides empieza a trabajar de forma menos eficiente. En lugar de transformar correctamente su hormona principal en la versión activa —la que da energía y mantiene el metabolismo en marcha—, el cuerpo produce una forma «vacía», que ocupa el lugar pero no hace el trabajo. En apariencia todo parece estar bien, pero por dentro el organismo entra en modo ahorro de energía, más lento y fatigado.

Esto se traduce en síntomas que muchas veces se confunden con otras patologías: fatiga, intolerancia al frío, aumento de peso sin explicación, piel seca, caída de cabello, menstruaciones irregulares, apatía, ansiedad o niebla mental. Pero, en el fondo, lo que hay es un ritmo interno que se ha ralentizado porque el sistema ya no se siente seguro para sostener su velocidad habitual.

La tiroides marca el compás de tu ritmo. En realidad es la encargada principal de que todo en el cuerpo tenga ritmo: ni demasiado rápido, ni demasiado lento. Cuando funciona bien, nos sentimos alineados, activos, con claridad mental, digestión fluida, descanso reparador y una energía que acompaña el día sin agotarnos. Pero cuando su ritmo se desajusta —por exceso o por defecto—, todo entra en discordancia.

Desde una visión simbólica, esta glándula está vinculada al quinto chakra, asociado tradicionalmente con la expresión, la coherencia y el equilibrio entre lo que sentimos y lo que manifestamos. Y, aunque esta relación proviene de una mirada ancestral, ofrece una metáfora muy útil para entender algo profundamente biológico: la tiroides es sensible a la disonancia entre lo interno y lo externo.

Cuando hay una disociación entre el ritmo que llevamos en el día a día y el ritmo que realmente necesitamos, la tiroides lo nota. No porque sea mística, sino porque es biológicamente sensible a la sobreexigencia. Si tu cuerpo necesita pausa, pero tú le impones velocidad, si tu mente pide descanso, pero tú sostienes productividad, si lo interno va a 60 y lo externo te empuja a 120, la tiroides recibe el mensaje: «Esto es insostenible». Y entonces responde como sabe: baja el ritmo general para protegerte. Reduce el metabolismo, enlentece la digestión, enfría el cuerpo, ahorra energía.

Ahora bien, existe también la respuesta contraria. En algunas personas, especialmente tras largos periodos de contención emocional, exceso de carga o trauma sostenido, el cuerpo no desacelera: acelera en exceso. Y entonces aparece el hipertiroidismo: un estado de hiperproducción hormonal donde el ritmo interno se desboca. La persona siente palpitaciones, pérdida de peso, ansiedad, insomnio, diarreas, sudoración, temblores…; como si viviera en una velocidad que no puede parar.

En esta situación, la tiroides también está respondiendo. No por error, sino porque ha interpretado que la única forma de sostenerse es manteniéndose en movimiento constante, como si parar fuera igual a colapsar. Es la otra cara de la incoherencia: cuando lo que duele no se detiene, y el cuerpo intenta escapar con más energía de la que tiene.

Por eso, tanto en el hipotiroidismo como en el hipertiroidismo, muchas personas no solo relatan síntomas físicos, sino también una sensación profunda de desincronización vital. Como si vivieran una vida que no pueden seguir con el cuerpo que tienen. Y esta falta de sintonía, sostenida en el tiempo, es una de las claves invisibles que puede alterar el equilibrio del eje.

La tiroides es, en definitiva, una intérprete fiel de tu ritmo. No solo del que llevas en tus horarios, sino del que sostienes con tus decisiones, tus límites, tus silencios y tus pausas. Escucharla no es un acto de control, sino de ajuste. Una oportunidad para volver a ese punto donde lo que vives y lo que sientes empiezan a sonar, por fin, en la misma frecuencia.

Relación con el intestino, el hígado y la inflamación

Además, la tiroides guarda relación con el intestino, el hígado y la inflamación. Aunque la tiroides produzca las hormonas, no es ahí donde se define su impacto real. El verdadero poder de este eje no está solo en lo que la glándula libera, sino en cómo el cuerpo transforma, transporta y utiliza esas hormonas. Y para eso necesita la colaboración de otros dos grandes protagonistas: el intestino y el hígado.

La tiroides produce una hormona llamada «T4», pero esta hormona, por sí sola, no hace mucho. Para que el cuerpo la pueda usar y sentir sus efectos (como tener energía o regular el metabolismo), necesita transformarla en su forma activa: la T3. Y esa transformación no sucede en la tiroides, sino sobre todo en el hígado y en el intestino.

Esto significa que, aunque la tiroides esté sana, si el hígado o el intestino no funcionan bien, el cuerpo puede tener síntomas de metabolismo lento. ¿Qué se siente cuando eso pasa? Cansancio sin razón aparente, dificultad para bajar de peso, sensación constante de frío, niebla mental o incluso cambios en el estado de ánimo. Esto sucede porque necesita ciertas condiciones para hacer esa conversión: buenos niveles de minerales como el zinc y el selenio, pocas toxinas y un hígado que no esté sobrecargado.

Si hay demasiados tóxicos, inflamación o problemas digestivos, el cuerpo empieza a convertir esa hormona en una versión «bloqueadora» (llamada «T3 reversa»), que ocupa los espacios pero no activa nada. Es como si el mensaje llegara, pero no se entendiera.

En paralelo, el intestino cumple varias funciones clave. Por un lado, alberga parte de las enzimas necesarias para esa conversión. Por otro, contiene bacterias que influyen directamente en la reabsorción de hormonas tiroideas y, además, regula el tránsito y la motilidad, dos funciones que se enlentecen o aceleran notablemente en personas con disfunción tiroidea. Si hay disbiosis, intestino permeable o inflamación intestinal crónica, todo el eje puede verse alterado.

Pero esto no se queda aquí. Por si fuera poco, tanto el intestino como el hígado son órganos altamente sensibles al estado inflamatorio del cuerpo, y la inflamación, aunque muchas veces invisible, es uno de los grandes saboteadores del equilibrio tiroideo.

Cuando el sistema inmunológico percibe que el entorno está inflamado —por infecciones, tóxicos, estrés prolongado, exceso de azúcar en sangre o incluso conflictos emocionales no resueltos—, empieza a reorganizar sus prioridades. Como parte de esa adaptación, puede dificultar la activación de las hormonas tiroideas, volver a las células menos sensibles a sus señales e, incluso, en algunos casos, generar una respuesta de autodefensa que termina atacando a la propia tiroides, como sucede en la tiroiditis de Hashimoto.

Como ya te he explicado, la tiroides no funciona de forma aislada, sino integrada en una red de comunicación constante con otros órganos y sistemas. Esa red se ve profundamente afectada por el grado de inflamación de bajo grado que muchas personas arrastran sin saberlo. A veces no hay fiebre, ni dolor claro, ni marcadores llamativos, pero hay cansancio, niebla mental, problemas digestivos y sensación de «ir con el freno de mano puesto».

Para sostener un eje tiroideo saludable, no basta con mirar la TSH o ajustar una dosis hormonal, hay que limpiar el terreno biológico que permite que esas hormonas hagan su trabajo, y eso implica mejorar la salud intestinal, optimizar la función hepática y, sobre todo, calmar los procesos inflamatorios que interfieren con todo el sistema.

En el fondo, es una cuestión de terreno. Si el suelo está fértil, la semilla crece. Si el terreno está contaminado o inflamado, ninguna señal, por perfecta que sea, podrá germinar del todo, y con la tiroides ocurre exactamente lo mismo.

Eje gonadal: deseo, vitalidad y pertenencia. Estrógenos, progesterona y testosterona como expresión de tu energía vital

El eje gonadal es una de las ramas principales del sistema neuroendocrino. Su función más evidente —y la más estudiada— es la regulación de la fertilidad: la producción de óvulos y esperma, el ciclo menstrual, la ovulación, la capacidad reproductiva. Pero su influencia va mucho más allá de lo que comúnmente conocemos. Este eje no solo decide si puedes dar vida a otro ser, también determina cómo sostienes la tuya propia.

Todo comienza en el hipotálamo, que libera la hormona GnRH (hormona liberadora de gonadotropinas) en pulsos finamente calibrados. Esta señal llega a la hipófisis anterior, que responde con la liberación de FSH y LH. Estas dos hormonas actúan sobre los ovarios (o los testículos en hombres), promoviendo la producción de estrógenos, progesterona y testosterona.

A nivel fisiológico, estas hormonas no solo regulan el sistema reproductivo, sino que también modulan el sistema inmunológico, la densidad ósea, el metabolismo de glucosa, la fuerza muscular, la plasticidad neuronal, el estado anímico, la libido, la memoria, la regulación emocional y el sueño. Son, literalmente, vehículos de energía vital. Veámoslas con detenimiento:

- Los **estrógenos** no son simplemente hormonas que estimulan el crecimiento del endometrio. Son moduladores de tu capacidad para abrirte al mundo. Influyen en tu plasticidad cerebral, tu memoria verbal, tu empatía, tu sensibilidad social, tu lubricación vaginal, tu elasticidad física y emocional. Cuando los estrógenos están en su punto álgido, como sucede durante la ovulación, hay movimiento, conexión, deseo de comunicarte, de proyectarte, de compartir, es decir, el cuerpo vibra hacia fuera. Pero cuando los estrógenos descienden a su punto más bajo, como al inicio del ciclo o en la transición hacia la menopausia, la energía cambia de dirección. El cuerpo ya no empuja hacia fuera, sino hacia dentro. Puede aparecer mayor cansancio, necesidad de recogimiento, menos deseo sexual, menor flexibilidad tanto física como emocional, donde la mente se vuelve más introspectiva, las palabras se recogen, y a veces el mundo se percibe más distante. Y es que en realidad cada escenario tiene sus pros y sus contras, pero es importante conocerlos para poder vivirlos con consciencia, sin exigir al cuerpo lo que no puede dar y aprendiendo a acompañarlo en cada fase hormonal.

- La **progesterona** no replica lo que ocurre cuando los estrógenos bajan: más bien le da un sentido distinto. Mientras el descenso de estrógenos puede traer cansancio, distancia o dureza en la mirada, la progesterona propone un recogimiento más cálido, más reparador. Es la que invita a volver a casa con ternura, a construir refugio sin lucha, a replegarte para nutrirte y sostenerte. Tiene un efecto sedante sobre el sistema nervioso, favorece el sueño profundo, modula la inflamación, mantiene la temperatura corporal y regula la respuesta emocional frente a lo impredecible. Es una hormona que no empuja, sino que sostiene. Que no acelera, sino que envuelve.

  Ambas trabajan en sincronía. Se alternan en un diálogo exquisito que no solo determina si ovulas o no, sino si estás disponible para el mundo o si necesitas volver al centro. Si puedes expandirte o si necesitas resguardarte. Son, en realidad, reguladoras de tu oscilación vital.

- Y, por último, está la **testosterona,** que, aunque culturalmente se asocia con lo masculino, es fundamental también en el cuerpo femenino. No solo por su impacto en el deseo sexual, sino por su capacidad para sostener el impulso vital: la fuerza, la motivación, el enfoque, la construcción de límites. La testosterona te conecta con tu capacidad de tomar dirección, de ir hacia lo que deseas, de habitar tu cuerpo con presencia.

  En las mujeres, pequeñas cantidades de testosterona producen efectos enormes: aumentan la energía física, favorecen la densidad ósea, sostienen la masa muscular, afinan la concentración y refuerzan la sensación de vitalidad.

Es esa chispa que te permite sentirte capaz, con iniciativa y con claridad para decidir.

En los hombres, la testosterona cumple un papel igualmente integrador: más allá de la función sexual y reproductiva, regula el estado de ánimo, la resiliencia frente al estrés, la capacidad de recuperación después del esfuerzo físico y la sensación de propósito. No es solo la hormona de la virilidad, es la hormona que ayuda a mantener el músculo como órgano metabólico, que protege el corazón, que alimenta el fuego de la motivación interna.

Y cuando falta —ya sea en mujeres o en hombres— no solo baja la libido: se pierde el fuego interno que moviliza desde dentro. Aparece el cansancio inexplicable, la falta de impulso, la sensación de estar desenfocado o desconectado de lo que da dirección a la vida.

Estas hormonas trabajan juntas, en un equilibrio dinámico que da forma a tu forma de estar en el mundo. Porque este eje no es solo fisiológico: es profundamente identitario. Regula tu capacidad de vincularte, de sentir placer, de sostener energía, de decir que sí, de saber cuándo es no. De estar en contacto con el impulso vital que te mueve desde dentro.

Y cuando ese eje se debilita —por estrés crónico, inflamación de bajo grado, déficit de energía, disbiosis intestinal o experiencias emocionales complejas sostenidas—, el cuerpo responde bajando su capacidad de generar estas hormonas. No como un fallo, sino como una decisión de protección. El cuerpo percibe que no hay condiciones seguras para sostener vida, ni interna ni externa, y desacelera.

Lo interesante es que esa «vida» que deja de sostener no siempre es biológica. Puede ser también el deseo, la conexión, el goce, la motivación. Muchas mujeres experimentan esta desconexión como pérdida de deseo sexual, apatía emocional, tristeza difusa, piel sin brillo, sensación de desconexión con el cuerpo. No por capricho, sino porque el cuerpo ha decidido conservar energía. En los hombres, la experiencia puede ser similar, aunque se manifieste de forma distinta: disminución del deseo sexual, falta de iniciativa, menor vitalidad física, pérdida de masa muscular o de confianza en la propia capacidad de actuar. Lo que en ambos casos está en juego no es solo una función biológica relacionada con la fertilidad, sino la energía vital que cada uno llevamos dentro.

El eje gonadal es entonces mucho más que una vía hormonal: es el espejo de cómo estás viviendo tu energía creativa, es el lugar donde la biología se encuentra con el sentido.

En el cuerpo femenino, esa sabiduría se expresa de forma cíclica mediante los **ciclos menstruales y la ovulación,** que no son solo procesos fisiológicos, sino verdaderas brújulas internas que revelan —cada mes— cómo estás, cómo te habitas y qué parte de ti necesita ser escuchada.

Cada mujer lleva dentro un reloj que no marca solo el tiempo, sino el ritmo de su conexión con la vida. Ese reloj es el ciclo menstrual; un ciclo que, lejos de ser una simple secuencia hormonal, es una brújula interna que le permite al cuerpo saber si está en equilibrio, si hay energía suficiente, si el entorno es seguro o si es momento de replegarse.

El ciclo menstrual no ocurre porque sí. Es el resultado de una conversación compleja y constante entre el hipotálamo, la hipófisis, los ovarios y el útero. En un cuerpo sano y con recursos suficientes, el hipotálamo inicia el ciclo con pulsos regulares de GnRH, que estimulan a la hipófisis a liberar FSH. Esta hormona selecciona los folículos ováricos que empezarán a madurar, lo que aumenta progresivamente los niveles de estrógeno.

Cuando ese estrógeno alcanza un umbral, se produce un pico de LH que desencadena la ovulación: la liberación del óvulo. Si ese óvulo no es fecundado, los niveles hormonales bajan y comienza la menstruación, pero si es fecundado, el cuerpo inicia una danza hormonal destinada a proteger y nutrir una posible nueva vida.

Biológicamente, todo este proceso ocurre para asegurar la fertilidad, pero en términos más amplios, es una manifestación cíclica de sabiduría adaptativa. Porque para que una mujer ovule, no solo necesita hormonas. Necesita sentirse segura, nutrida, descansada, conectada... y, si algo de eso falta, el cuerpo detiene la ovulación, porque ovular no es urgente en realidad, es un privilegio que el cuerpo concede solo si hay condiciones para crear y sostener.

Esta es una de las expresiones más refinadas de la inteligencia corporal: detener un proceso vital cuando no hay garantías para mantenerlo. No es un error, sino una forma de priorizar.

Cada vez más, entendemos el ciclo menstrual como un biomarcador de salud. No solo indica si hay ovulación o no: revela cómo estás a nivel energético, inmunológico, emocional y nutricional. Un ciclo regular, con ovulación, sin síntomas excesivos es señal de un cuerpo en coherencia. Un ciclo alterado, con dolor, ausencia de regla, sangrados intermedios o síndrome premenstrual severo indica un sistema que está intentando adaptarse a algo que lo desregula.

Y lo más fascinante es que el ciclo no solo se vive en el útero: se vive en el cerebro. Cada fase hormonal modifica la bioquímica cerebral, la sensibilidad emocional, la percepción sensorial, el tipo de energía disponible. Durante la fase folicular (previa a la ovulación), predominan los estrógenos, lo que favorece la energía hacia fuera, la sociabilidad, la creatividad, como comentábamos anteriormente. En la fase lútea, la progesterona genera más introspección, necesidad de recogimiento, conexión interna. No es solo un cambio físico: es una oscilación energética que, si es respetada, permite a la mujer regularse, adaptarse y reconectarse consigo misma.

Ignorar estos ritmos —pretender rendir igual todos los días, exigir constancia lineal, desconectarse del cuerpo— genera fricción. Porque vivir de espaldas al ciclo es como remar contra la corriente: se gasta más energía, se pierde dirección y se genera desconexión. En cambio, vivir cíclicamente es un acto de coherencia biológica y emocional, es usar la sabiduría del cuerpo como guía, no como obstáculo.

En un mundo que valora la productividad continua y el hacer sin pausa, recuperar el valor del ciclo menstrual es un acto profundamente revolucionario, es recordar que hay otra forma de medir el tiempo: una forma que respeta el ritmo interno, que escucha las señales del cuerpo, que honra la pausa tanto como el impulso.

Y, sobre todo, es recordar que el cuerpo femenino con cada alteración en su ciclo nos envía un mensaje que merece ser escuchado, no silenciado.

Porque esa es la verdadera sabiduría de lo femenino: la capacidad de transformarse sin perderse. De entrar y salir del mundo con un ritmo propio, y de sostener vida, incluso cuando lo único que está gestando es a sí misma.

El eje gonadal tiene su propio lenguaje, se retira cuando no hay condiciones para crear. En lugar de insistir, observa, y cuando detecta que el entorno no es seguro —porque falta energía, descanso, nutrición o coherencia emocional—, activa su sistema de protección más ancestral: detener el ciclo. El cuerpo emplea el **SOP y la amenorrea,** entre otras formas, para decir: «Ahora no puedo».

Uno de los modos más frecuentes en que se expresa esa retirada es a través del Síndrome de Ovario Poliquístico (SOP). Aunque lo nombramos como una sola entidad, el SOP en realidad es un conjunto de expresiones distintas que reflejan desajustes específicos dentro del sistema, y entender sus matices es clave para acompañar al cuerpo sin invadirlo. Hay distintos tipos de SOP y te invito a conocerlos:

- **SOP de origen metabólico,** donde la resistencia a la insulina y el exceso de andrógenos crean un entorno hormonal que bloquea la ovulación. El cuerpo interpreta que hay abundancia energética, pero no de buena calidad, y como no puede confiar en esa energía, la almacena en forma de grasa abdominal y evita el gasto reproductivo.
- **SOP postpíldora,** ese que aparece tras años de anticonceptivos hormonales, cuando antes de ellos todo parecía funcionar correctamente. Aquí, el cuerpo necesita tiempo para volver a encontrar su propio pulso, el sistema ha estado silenciado, y al retirarse la medicación, aparece un desajuste transitorio que a veces se interpreta erróneamente como un SOP estructural, pero que en realidad es un mensaje de «Dame tiempo para que vuelva a encontrarme».
- **SOP inflamatorio,** más difícil de detectar, pero igual de real. En él, el cuerpo vive en una inflamación de bajo grado constante —producto de una alimentación inadecuada, disbiosis intestinal o carga emocional crónica— que altera la señalización ovárica. No tiene por qué haber sobrepeso, pero hay dolor, fatiga y ovarios que no responden con ritmo.
- **SOP suprarrenal,** menos común pero profundamente revelador. Aquí no es el ovario el que produce andrógenos en exceso, sino las glándulas suprarrenales. Es un SOP con raíz en el estrés, en el eje adrenal saturado, en la necesidad de sobrevivir a toda costa. El cuerpo no bloquea la ovulación por desorden interno, sino porque lleva demasiado tiempo funcionando en alerta.

Cada tipo de SOP tiene un origen distinto, pero existe un mensaje común: hay algo que necesita ser regulado para que la creación vuelva a tener lugar.

Lo mismo ocurre con la **amenorrea,** especialmente la funcional o hipotalámica. Aquí, el cuerpo simplemente apaga el ciclo. No por error, sino por protección. No ovular, no menstruar, no ciclar es una respuesta adaptativa cuando el sistema percibe que no hay suficientes recursos. Puede deberse a una alimentación muy baja en calorías, a un exceso de entrenamiento físico, a estrés emocional intenso…

No es solo un tema de peso. Muchas mujeres con un peso considerado normativo, viven amenorreas sostenidas porque su cuerpo está emocionalmente exhausto. El hipotálamo deja de liberar GnRH, la hipófisis reduce su estímulo sobre los ovarios y el ciclo se interrumpe como si dijera: «No es momento de crear, es momento de sostener lo esencial».

Y otras veces el ciclo continúa, pero lo hace desordenado: reglas dolorosas, anovulación, sangrados intermenstruales, síndrome premenstrual severo. Todos son mensajes del mismo sistema, que no falla, sino que intenta dialogar con el entorno.

Por eso, el abordaje real no es silenciar los síntomas, sino escuchar su raíz. ¿Qué está percibiendo tu cuerpo que no le permite ser? ¿Qué ritmo necesita ser recuperado? ¿Dónde se perdió la energía vital?

Estas disfunciones no se «curan» desde fuera, sino que se regulan desde dentro. Devolviéndole al cuerpo lo que necesita: energía limpia, descanso verdadero, seguridad interna, nutrición física y emocional, vínculo. Porque, cuando el cuerpo percibe que puede bajar la guardia, el eje vuelve a pulsar, y con él, la vida.

Ahora ya sabes que cada uno de estos ejes —adrenal, tiroideo y gonadal— no opera de forma aislada, sino como parte de una red interconectada que traduce tus experiencias, tu entorno y tu historia en respuestas fisiológicas. Son sistemas sensibles, precisos, adaptativos, pero también vulnerables. Cuando esa red pierde su sintonía, el cuerpo no se queda en silencio. Habla. A veces susurra con cansancio, con insomnio o apatía; otras veces grita, con dolores, ciclos alterados o síntomas difíciles de nombrar. En el siguiente capítulo, nos adentraremos en por qué esas manifestaciones más frecuentes no siempre se detectan en una analítica, aunque impactan profundamente en la calidad de vida, y realizaremos un breve ejercicio para que puedas detectar a qué eje debes prestar más atención en tu caso.

4

Cuando las hormonas gritan: el mapa hormonal

En el capítulo anterior te presenté las principales hormonas de tu cuerpo y cómo funcionan en cada uno de los tres ejes. En este cuarto capítulo quiero que evalúes tu caso particular y que entiendas de un modo más práctico cómo estas hormonas influyen en tu día a día.

Cuando una persona acude al médico con síntomas como fatiga persistente, insomnio, niebla mental, apatía, cambios de peso, caída de cabello o alteraciones menstruales, el protocolo habitual es pedir una analítica (suele ser un análisis de sangre), y generalmente se estudia el perfil hormonal. Si los resultados están «dentro del rango», se suele concluir que todo está bien. Pero ¿qué significa realmente ese «rango normal»? ¿Y por qué tantas personas se sienten profundamente mal, aunque sus análisis digan lo contrario?

Recuerdo un día en el que Gloria acudió a mi consulta muy indignada y me dijo: «Fani, no entiendo por qué si le explico a mi médico que tengo fatiga constante, que no paro de subir y bajar de peso y que mi ciclo ha dejado de ser regular, su respuesta es que todo está bien…».

Cuando esto sucede es muy frustrante para la persona que lo vive, porque las pruebas no reflejan la realidad de lo que está viviendo, lo que te hace incluso llegar a pensar que te estás volviendo loca. ¿Y sabes lo peor? Que la evidencia dice que veinte segundos es el tiempo que una mujer tarda en ser interrumpida en consulta cuando está contando lo que le pasa, así que imagina que sufres de varios síntomas digestivos, ansiedad, estrés y, además, te encuentras atravesando un mal momento en tu vida. Lo más probable es que te digan que todo son nervios, te pauten el típico protector de estómago y te manden a casa.

Por eso, tal y como te expliqué en el capítulo del sistema inmune, debemos entender siempre que los valores de referencia en laboratorio no representan necesariamente salud, ya que se obtienen a partir de medias estadísticas de una población general, sin distinguir entre personas sanas y personas con síntomas o enfermedades no diagnosticadas. Es decir, lo que se considera «normal» es simplemente lo que aparece con más frecuencia en una muestra grande, y no necesariamente lo que indica un buen funcionamiento.

Esta manera de evaluar nuestros cuerpos ya plantea un problema de base muy importante: «estadísticamente común» no es lo mismo que «fisiológicamente óptimo», es decir, que sea normal para la media no indica que sea lo saludable para el cuerpo, sobre todo si tenemos en cuenta que la población cada vez padece de más enfermedades de tipo crónico.

Porque además, con el tiempo, estos rangos tienden a ampliarse. A medida que aumentan los casos de disfunciones hormonales en la población —por estrés crónico, alteraciones metabólicas, inflamación sistémica, sedentarismo o exposición a disruptores endocrinos—, los valores promedio también se desplazan. Esto significa que un resultado que hace veinte años se habría considerado alterado, hoy puede figurar como «normal», lo que crea una falsa percepción de normalidad, tanto en quien interpreta el análisis como en quien lo recibe.

Por ejemplo, una TSH de 4,5 puede entrar dentro del rango de referencia actual en muchos laboratorios (0,4 a 4,5 mUI/L), pero hace unos años se consideraría un valor indicativo de un problema en la tiroides, ya que el límite superior se consideraba alrededor de 2,5 o 3 mUI/L. Por ello, desde la perspectiva de la fisiología y la psiconeuroinmunología clínica, ese valor puede indicar un hipotiroidismo funcional, especialmente si hay síntomas que lo acompañan. Lo mismo ocurre con niveles de progesterona, testosterona o cortisol: pueden estar técnicamente dentro del rango, pero no ser suficientes para sostener el equilibrio interno.

Además, las analíticas de sangre no muestran cómo esas hormonas actúan dentro del tejido, si llegan a su destino, si activan los receptores adecuados, si están bloqueadas por inflamación o si son convertidas de forma eficiente en sus versiones activas. En otras palabras: pueden decirnos cuánto circula, pero no si esa circulación está funcionando. Es como ver cuántos correos hay en una bandeja de entrada sin saber si fueron abiertos, leídos o respondidos.

Por eso, en muchos casos, ese silencio clínico es uno de los mayores obstáculos para un diagnóstico temprano, porque cuando los datos no explican el malestar, se tiende a pensar que el problema es emocional, imaginario o «nervioso», cuando en realidad puede haber una disfunción fisiológica no evidente a simple vista.

Desde un enfoque integrativo, más que mirar un número aislado, se interpreta el conjunto: síntomas, contexto, historia, ritmo de vida, nutrición, sueño, digestión, percepción emocional y, aunque parezcan demasiadas variables, es la forma más precisa que tenemos de hacernos una idea real de lo que puede estar fallando. Porque las hormonas no hablan solo en cifras: hablan en señales, en sensaciones, en cambios sutiles que, si se saben leer, permiten actuar mucho antes de que el cuerpo llegue al límite. Y esa es la clave: aprender a escuchar lo que el cuerpo susurra antes de que tenga que gritar.

¿Cuál es mi disfunción? Explora tus síntomas y descubre qué eje puede estar pidiendo atención

En realidad tu cuerpo no te habla con etiquetas médicas, te habla con sensaciones. Algunas veces lo hace en forma de fatiga, apatía, insomnio o ansiedad. Otras, con síntomas tan sutiles que se cuelan en tu día sin que puedas nombrarlos del todo. Aquí te propongo un mapa: un recorrido de diez preguntas que te invitan a conectar con tu cuerpo y observar sus señales. No es un diagnóstico, sino un juego de conciencia.

Lee cada pregunta y apunta si tu respuesta se acerca más a la opción A, B o C.

1. ¿Cómo describirías tu nivel de energía actual?

A. Inestable: arranco acelerada/o y luego me desplomo, o tengo picos raros durante el día.
B. Baja y constante: me cuesta empezar y mantenerme activa.
C. Cambiante según el ciclo o directamente apagada, especialmente, en lo emocional como una montaña rusa.

2. ¿Qué te pasa con el sueño?

A. Me cuesta dormir o me despierto en mitad de la noche con la mente activa.
B. Duermo muchas horas, pero me levanto igual de cansada.
C. Siento que no descanso bien, sobre todo en ciertos momentos del mes.

3. ¿Cómo está tu digestión?

A. A veces se paraliza, otras se acelera...; es un descontrol.
B. Lenta, pesada, con hinchazón o tránsito lento constante.
C. Cambia con mi ciclo hormonal, o tengo molestias que no sé bien de dónde vienen.

4. ¿Y tu temperatura corporal?

A. Sudo fácilmente, me siento calurosa/o aunque no haga calor.

B. Tengo frío casi todo el tiempo, con manos y pies helados.

C. Mi temperatura varía mucho, no la identifico como estable.

5. ¿Cómo te sientes con tu cuerpo físico?

A. Tensión, sobrecarga, con sensación de estar «a mil» o en alerta constante.

B. Lenta/o, con hinchazón, con menos tono muscular y algo de letargo físico.

C. Desconectada/o del placer, con cambios en el deseo sexual o en mi vínculo con el cuerpo.

6. ¿Cómo está tu estado emocional general?

A. Ansiosa/o, irritable, como si todo me sobrepasara.

B. Apática/o, desmotivada/o, con niebla mental.

C. Sensible, emocionalmente oscilante, vulnerable.

7. ¿Qué pasa con tu concentración y claridad mental?

A. Me cuesta bajar el ritmo mental, tengo muchos pensamientos activos.

B. Siento la cabeza «nublada» o más lenta que antes.

C. Fluctúa: hay días muy claros y otros de desconexión total.

8. ¿Cómo sientes tu relación con el entorno y las personas a tu alrededor?

A. Estoy hiperconectada/o, siempre en alerta y respondiendo a todo.

B. Me siento distante, como si estuviera detrás de un cristal.

C. Fluctúo: hay días en que necesito mucho contacto y otros en los que me encierro.

9. ¿Qué lugar ocupa el deseo (sexual o de vida) en ti últimamente?

A. Está, pero siento que lo tapo con mil cosas.
B. Está ausente, ni siquiera lo extraño.
C. Se fue y no sé bien cuándo, pero me pesa.

10. ¿Y tu sensación de pertenencia, motivación o impulso vital?

A. Hago mucho, pero no me siento conectada a nada.
B. Estoy en pausa, como si algo en mí estuviera en reposo.
C. Me cuesta sentirme viva/o, expresarme o identificar qué me mueve.

Vamos entonces a interpretar tu mapa hormonal y entender qué revelan tus respuestas.

Has elegido mayormente A, B o C, pero ¿qué significa eso? A continuación, te explico por qué cada tipo de respuesta refleja la posible desregulación de un eje específico.

Si tus respuestas fueron mayormente A

Tu eje del estrés, hipotálamo-hipófisis-suprarrenal (HHS), podría estar alterado.

Las respuestas tipo A describen un cuerpo que vive en modo supervivencia: acelerado, irritable, con sueño fragmentado, ansiedad constante y picos de energía desordenados. Este patrón es característico de un eje HHS hiperactivo o agotado, donde el cortisol, la adrenalina y la noradrenalina están gobernando la fisiología.

Cuando este eje está activado de forma crónica, el cuerpo interpreta que hay un peligro constante. Esto interfiere con el sueño, altera la digestión, produce hiperglucemia, inhibe la ovulación y puede llevar a una sensación permanente de tensión interna, incluso cuando todo parece «estar bien».

Lo importante aquí no es si tu cortisol es alto o bajo en una analítica, sino cómo está funcionando tu sistema de respuesta al estrés, y tu cuerpo lo dice claro: no puede relajarse porque no se siente seguro.

Si tus respuestas fueron mayormente B

Tu eje tiroideo, hipotálamo-hipófisis-tiroides (HPT), puede estar ralentizado.

Las respuestas tipo B describen un cuerpo en pausa: metabolismo lento, sensación de frío, fatiga constante, pensamiento nublado, apatía, digestión lenta. Todos estos síntomas reflejan una posible disfunción del eje tiroideo, especialmente en forma de hipotiroidismo subclínico o funcional, ese que muchas veces no aparece en analíticas tradicionales.

La tiroides actúa como un termómetro metabólico y emocional. Si hay inflamación crónica, deficiencias nutricionales, estrés sostenido o disbiosis intestinal, su función se ve afectada, aunque los valores «parezcan normales». El cuerpo baja su ritmo para protegerse. El problema es que esa protección, mantenida en el tiempo, se convierte en una carga.

Este tipo de disfunción no es evidente, pero sí muy común y suele estar detrás de esa sensación de estar «desconectada del mundo» y de tu propia energía.

Llegados a este punto me gustaría hacerte una anotación importante sobre el eje tiroideo y el hipertiroidismo. Hasta ahora nos hemos centrado en los síntomas compatibles con un hipotiroidismo funcional o subclínico, porque es la alteración más común y muchas veces menos diagnosticada, especialmente en mujeres. Sin embargo, el eje tiroideo también puede desregularse en dirección opuesta: hacia el hipertiroidismo.

Cuando eso ocurre, el cuerpo acelera más de lo que puede sostener. Los síntomas incluyen ansiedad marcada, pérdida de peso involuntaria, palpitaciones, temblores, insomnio, sudoración excesiva, intolerancia al calor e incluso una sensación de estar «fuera de sí». En casos autoinmunes como el de Graves-Basedow, puede acompañarse de exoftalmos (ojos saltones).

Por eso, aunque aquí nos enfocamos en las manifestaciones más silenciosas y frecuentes del eje tiroideo, el hipertiroidismo también es una expresión de desregulación, y merece ser comprendido en su contexto, no solo tratado en sus cifras.

Si tus respuestas fueron mayormente C

Tu eje gonadal, hipotálamo-hipófisis-gónadas (HPG), podría estar desregulado.

Las respuestas tipo C reflejan un cuerpo que ha perdido contacto con su deseo, su placer y su energía creadora. Cuando el eje gonadal está desregulado, no solo se alteran los ciclos menstruales o la libido; también desaparece la motivación, el impulso vital, el sentido de pertenencia.

El cuerpo, cuando percibe que no hay condiciones seguras —físicas o emocionales— para sostener vida (aunque esa vida sea simbólica), silencia este eje como un acto de conservación. Es común ver esta desregulación tras periodos de estrés crónico, falta de vínculo afectivo, restricción alimentaria, inflamación o fatiga emocional profunda.

Recuerda que las hormonas sexuales (estrógenos, progesterona y testosterona) no solo regulan el sistema reproductivo, sino que también influyen en la neuroquímica del placer, el enfoque, la fuerza y el bienestar. Su caída deja un cuerpo que sobrevive, pero no crea.

¿Y si tus respuestas están mezcladas?

También puede ocurrir que tengas una combinación de síntomas, esto es normal. Porque, como ya vimos, los ejes no trabajan en compartimentos estancos. Si uno se altera, los otros intentan compensar. Un estrés crónico puede afectar a tu tiroides. Una disfunción ovárica puede alterar tu respuesta emocional al entorno. Un intestino inflamado puede desregularlos a todos.

Por eso, no se trata de identificar «un problema aislado», sino de entender el patrón general y comenzar a reequilibrar desde lo más esencial: la seguridad, el ritmo y la coherencia interna.

Cuando dejé de correr, la tiroides me alcanzó

He crecido con una etiqueta pegada en la frente desde niña; una etiqueta que decía «mujer activa». Mujer activa en la forma en la que se aplaude socialmente: planificadora, eficiente, resolutiva, que no para. Me identificaba con una energía enfocada, lógica y casi siempre orientada a la productividad. Tenía el calendario lleno, el día estructurado y la mente entrenada para no parar. Porque parar, en ese sistema que yo misma me construí, me llegaba a causar incluso estrés o cierta incomodidad.

Me volqué tanto en esa versión de mí —tan reconocida por el mundo exterior— que olvidé una parte esencial: mi ritmo. El mío. No el de la empresa, ni el del algoritmo de las redes sociales, ni el de las expectativas ajenas. Sino ese otro ritmo más orgánico, más cíclico, más femenino, que sabe cuándo crear y cuándo descansar, cuándo avanzar y cuándo quedarse en pausa.

Vivía más desde el deber que desde el deseo y me confundí, pensé que para ser válida tenía que igualarme a lo masculino: en exigencia, en esfuerzo, en constancia, pero, sin saberlo, me alejaba cada vez más de mi naturaleza. Y en ese desajuste sostenido, algo empezó a fallar.

Fue entonces cuando mi tiroides me alcanzó.

No te negaré que fue duro asumir que esa mujer tan capaz, tan organizada, tan independiente como me había esforzado en ser, también estaba exhausta. Que el cuerpo que tanto me había sostenido estaba empezando a decir basta. No con una enfermedad abrupta, sino con una disonancia sutil: cada día costaba un poco más, como una sensación de no llegar nunca a todo, de necesitar más esfuerzo para lo mismo. Y, sin embargo, yo seguía exigiéndole lo mismo.

La trampa era tan sofisticada que ni siquiera se veía. Porque en el exterior todo parecía estar bien: éxito, logros, aplausos. Pero dentro algo se estaba desconectando. Mi energía no era la misma. Mi claridad mental empezaba a desdibujarse. Mi intuición —esa brújula que siempre me había guiado— estaba cubierta por el ruido de las obligaciones.

Vivía en modo rendimiento, como muchas de nosotras y nosotros.

Y es que hemos normalizado que, para ser personas respetadas, escuchadas o consideradas válidas, tenemos que hacer. Hacer más, saber más, estar más disponibles, ser más visibles. Incluso nuestra salud se ha medicalizado bajo ese mismo paradigma: si no tienes un diagnóstico claro, si tus análisis están «dentro de rango», entonces no hay nada que revisar. Pero las hormonas no entienden de rangos.

Mi tiroides fue una aliada que, ante la imposibilidad de seguir con ese ritmo, encendió una bengala. Esa inflamación silenciosa, ese aumento de anticuerpos, no era el cuerpo fallando. Era el cuerpo defendiendo un límite que yo había olvidado cuidar.

Y es que, paradójicamente, una de las funciones principales de la tiroides es regular el ritmo vital del organismo. A través de las hormonas tiroideas (T3 y T4), esta glándula actúa como una especie de metrónomo metabólico: acelera o ralentiza el funcionamiento celular según la demanda del entorno. Es ella quien decide cuánta energía necesitas, con qué intensidad deben latir tus órganos, cómo responder a los estímulos. Es la que adapta tu temperatura, tu digestión, tu estado de alerta o tu nivel de motivación. Y, cuando la carga externa supera lo fisiológicamente sostenible, la tiroides actúa como freno de emergencia. Disminuye el ritmo metabólico, reduce la producción de energía, te obliga a descansar. No por debilidad, sino por sabiduría.

Por eso, cuando los anticuerpos empezaron a elevarse, supe que no era solo una alerta inmunitaria: era un mensaje simbólico. Mi cuerpo me estaba diciendo que no podía seguir sosteniendo un estilo de vida que no respetaba sus ritmos y que, si yo no frenaba, lo haría él por mí. Porque esa es, en el fondo, una de las funciones más nobles del cuerpo: protegernos, incluso de nosotros mismos.

Lo curioso es que durante mucho tiempo pensé que podía compensarlo todo con MÁS. Más ejercicio. Mejor alimentación. Más suplementos. Más organización. Pero no se trataba de añadir más. Se trataba de quitar. De dejar de correr. De dejar de tratar de llegar a todo. De frenar.

En ese proceso, empecé a ver más claro cómo vivimos en un sistema profundamente masculinizado. Donde lo válido es lo lineal, lo constante, lo predecible. Donde lo cíclico, lo emocional, lo invisible aún se mira con juicio y se le resta valor.

Fíjate que ambas energías son necesarias siempre que estén en equilibrio, pero esta era industrial en la que vivimos nos está llevando a habitar un mundo desequilibrado, porque si este mundo tiende a poner la balanza en favor de la energía masculina únicamente, será un mundo productivo a niveles enfermizos, un mundo extremadamente activo y competitivo, enfocado en una búsqueda exclusiva del éxito, desnutrido, sin capacidad de descanso y sin espacio para la creatividad, la intuición y la introspección.

¿Te suena?

Nos enseñan a actuar como si fuésemos máquinas, no organismos vivos, y si hay una glándula que se resiente cuando forzamos esa maquinaria es la tiroides. La tiroides no tolera el exceso. Ni de esfuerzo, ni de exigencia, ni de inflamación y, sin embargo, muchas de nosotras hemos aprendido a funcionar desde ahí. Desde el apuro. Desde el control. Desde la hiperresponsabilidad. Como si sostenerlo todo fuera una prueba de merecimiento.

Y entonces un día el cuerpo dice basta. No con rabia, sino con esa sabiduría de la que te hablaba antes en la que si no frenas te obliga a frenar como forma de promover un regreso al cuerpo, a tu ritmo, a la pausa, a lo femenino en equilibrio con lo masculino.

Ahí comenzó otro tipo de productividad: la interna. La que no busca aprobación, ni acumulación, ni resultados rápidos, sino presencia. Esa productividad que no se mide en logros, sino en coherencia. Y que empieza cada vez que te preguntas: ¿Esto que hago, me sostiene?

Porque si no te sostiene a ti, no es sostenible para nadie.

Los tres aprendizajes que me enseñaron las hormonas acerca de mí

Durante años pensé que mi cuerpo debía ser constante, que si un día me sentía agotada, algo andaba mal; que si no deseaba, fallaba; que si me costaba concentrarme o necesitaba dormir más, tenía que hacer algo al respecto. Crecí creyendo que estar bien era estar siempre igual. Que la salud era una línea recta. Pero luego empecé a escuchar a mis hormonas. No a sus cifras en los análisis, sino a lo que me decían en cada fase, en cada sensación, en cada cambio sutil, y así fue como aprendí a ver mi cuerpo de otra manera. Por ello, a continuación, me gustaría compartir contigo los tres grandes aprendizajes que las hormonas me regalaron sobre mí misma.

1. No somos lineales: el equilibrio real se mueve

Las hormonas me enseñaron que no vine a ser constante, vine a ser cíclica. Que la energía sube y baja, que el deseo no es una línea recta, que el cuerpo necesita momentos de expansión y otros de repliegue. Me mostraron que el equilibrio no es mantenerme inmóvil, sino saber bailar con el cambio.

Durante mucho tiempo creí que lo normal era rendir igual cada día, levantarme con la misma fuerza, tener la misma claridad mental, estar siempre disponible emocionalmente. Pero luego entendí que eso no es biología, sino exigencia cultural y social.

Las hormonas operan con ritmos: el cortisol sube por la mañana y baja al atardecer. La melatonina crece con la oscuridad. Los estrógenos se elevan en la fase folicular, la progesterona en la lútea, y cada una de ellas modifica la manera en que pensamos, sentimos, digerimos o descansamos. Las hormonas me mostraron que nuestra naturaleza es cambiante y que honrar esos ciclos es salud, no debilidad.

Aprendí que hay momentos para crear y otros para sostener. Días de fuego y días de agua. Que no siempre tengo que producir; a veces, necesito solo estar, y que cada uno de esos momentos tiene un valor fisiológico, emocional y existencial. Entender esto me dio algo que ningún suplemento ni analítica me había dado antes: permiso para escucharme y para ser.

2. No estamos hechos para sostenerlo todo en soledad

Las hormonas me enseñaron que el cuerpo no trabaja en soledad, que si una hormona falla, otra intenta compensar, que cuando la tiroides se ralentiza, el cuerpo intenta adaptarse bajando el ritmo global, que si los ovarios se apagan, las suprarrenales hacen lo posible por mantener el equilibrio. No hay glándula que trabaje aislada, todas se cuidan entre sí.

Y en eso vi un reflejo literal de algo que no había integrado hasta ese momento. Comprendí que yo tampoco estoy hecha para sostenerme sola, que no necesito tenerlo todo claro, estar siempre fuerte, hacerlo todo bien. Que si un día no puedo, puede alguien más. Que si un día me falta un 40%, alguien de mi tribu puede dar ese 40% por mí, y yo lo devolveré cuando recupere el paso.

El cuerpo sabe de cooperación. Las hormonas se envían señales, se regulan entre sí, se comunican con precisión para que nada colapse. Lo mismo ocurre con la vida emocional. No se trata de no caer nunca. Se trata de saber que, si caigo, hay brazos que me sostendrán. Que si hoy no tengo voz, alguien puede hablar por mí y que si hoy no tengo energía, puedo apoyarme en la mirada de otro.

Durante mucho tiempo pensé que pedir ayuda era un signo de debilidad. Que apoyarme en otros era cargarles, pero entendí que la autosuficiencia sostenida no es madurez, sino miedo. Y que las hormonas me estaban diciendo —en su lenguaje sutil— que vivir en red es también una forma de sanar.

Las disfunciones hormonales muchas veces aparecen cuando la vida se vuelve individualista, acelerada, hiperexigente. Cuando todo se resuelve en soledad, en silencio, sin tribu. Pero el cuerpo no fue diseñado para eso. El eje gonadal, por ejemplo, florece en vínculos seguros. El cortisol baja con una conversación sentida. La melatonina se equilibra cuando sabemos que no estamos en peligro.

Mi cuerpo me pidió, una y otra vez, que me deje cuidar. Que suelte el control. Que me permita ser vulnerable. Que confíe en que no necesito tener todas las respuestas ni todas las fuerzas. Porque a veces el equilibrio no se recupera desde dentro, sino cuando dejamos que alguien nos acompañe mientras lo buscamos.

3. El cuerpo se adapta, y yo también puedo aprender a hacerlo

De todas las cosas que las hormonas me enseñaron, esta fue quizás la más transformadora: la vida no siempre ocurre como esperas, y eso no significa que algo esté mal. El cuerpo lo sabe. Lo ha sabido siempre. Las hormonas lo demuestran a diario: cambian, se ajustan, responden al entorno, reorganizan prioridades según el contexto. No son rígidas, no buscan un equilibrio inalcanzable y constante, son adaptativas.

Cuando el cuerpo percibe peligro, el cortisol sube. Cuando ve que no hay suficiente energía, el eje reproductivo se detiene. Cuando detecta oscuridad, la melatonina aumenta. Cuando hay conexión, se libera oxitocina. No actúan por rutina, sino por lectura. Las hormonas son lectoras finísimas de lo que ocurre dentro y fuera de ti, actuando no desde la exigencia, sino desde la adaptación.

Esto me enseñó a salir de la tiranía de mis propias expectativas. A entender que no siempre voy a rendir igual, ni voy a sentir lo mismo. Que hay días donde no soy yo quien está fallando: es el contexto el que me está pidiendo otra cosa. Que hay semanas en las que mi cuerpo no quiere correr, sino detenerse. Que a veces la claridad no llega porque necesito integrar otro aspecto antes. Que no siempre es «culpa mía» no estar al cien por cien. A veces, simplemente, el entorno cambió, y yo tengo que adaptarme también.

Soltar el ideal de perfección me dio libertad. Aprendí a escuchar más, a imponer menos. A preguntarme: «¿Qué necesita mi cuerpo hoy, en este contexto específico?». Y no: «¿Qué debería estar haciendo si todo fuera como lo había planeado?».

El cuerpo no se equivoca por adaptarse y, cuando lo entendí, dejé de pelearme con los cambios. Con los ciclos que se alargan, con los días de cansancio inexplicable, con las pausas forzadas. Empecé a verlos como respuestas inteligentes a condiciones cambiantes. Como lo haría cualquier sistema sabio.

Mis hormonas me enseñaron a dejar de luchar contra la realidad. A dejar de exigir que todo siga igual en medio del caos. Me enseñaron a responder, no a resistir. A hacer espacio al cambio, al imprevisto, al contratiempo, a fluir con el cuerpo… y con la vida. Porque, como ellas, yo también tengo derecho a cambiar según lo que ocurre. Yo también puedo adaptarme sin perderme. Yo también puedo reescribir lo que esperaba, y descubrir algo mejor en lo inesperado. Ahora te toca a ti.

No hace falta que todo esté claro ni que te sientas del todo lista o listo. Solo hace falta empezar a escuchar y que te preguntes qué te están mostrando tus ciclos, tu energía, tu deseo; qué intenta decirte ese insomnio que vuelve y qué emoción se esconde detrás de ese cansancio que no pasa con café.

Tal vez tu cuerpo te está pidiendo más suavidad. Tal vez necesita que te bajes del ideal de exigencia de «estar bien siempre». Tal vez solo quiere que lo mires como lo harías con alguien a quien amas profundamente: con paciencia, con curiosidad y sin juicio.

Las hormonas son solo mensajeras, recuerda, pero el mensaje es tuyo y en él hay una sabiduría que te pertenece, que viene de lejos y que sigue viva dentro de ti.

Cierra los ojos un momento. Respira. Pregúntate: «¿Qué me está enseñando esta etapa de mi vida sobre mi ritmo, mis límites y mis necesidades reales?».

Porque, al final, este viaje no va solo de entender las hormonas. Va de volver a ti. Y, en ese retorno íntimo, cada aprendizaje se convierte en medicina.

Después de escuchar, comprender y recoger lo que las hormonas tienen para enseñarnos, llega el momento de actuar, pero,

¡ojo!, no desde la prisa ni desde la corrección, sino desde el cuidado mediante hábitos y claves concretas que te ayudarán a recuperar el equilibrio hormonal; no como una fórmula mágica, sino como un conjunto de gestos diarios que le dicen al cuerpo: «Estás a salvo, puedes regularte, puedes volver a ti».

Restaurar el ciclo: hábitos que sostienen tus hormonas

Una vez que entendemos que nuestras hormonas no actúan al azar, sino como respuesta a lo que vivimos, lo siguiente es preguntarnos: «¿Qué necesito para que mi sistema hormonal vuelva a encontrar su equilibrio natural?».

No se trata de sumar más cosas a tu lista de «tengo que», sino de identificar aquellos pequeños gestos más frecuentes en tu día a día que tienen un impacto mayor sobre tu salud hormonal.

Por ello, me gustaría poner en el centro los disruptores endocrinos (de los que te hablaré en el siguiente apartado), pero no sin antes nombrar la importancia de la alimentación, la luz y el movimiento como parte de esa base que necesita nuestro sistema endocrino para que la red de la que forma parte funcione correctamente.

Y, aunque a continuación me centre principalmente en el ciclo menstrual, también quiero dejar una nota importante para quienes no menstrúan —en especial para los hombres que estén leyendo este capítulo—: el sistema hormonal masculino también sigue un ritmo, aunque no sea cíclico como el femenino. La testosterona fluctúa a lo largo del día, alcanza su punto más alto por la mañana y disminuye hacia la noche. Esta hormona, esencial para la energía, la motivación, el deseo sexual y la reparación muscular, también depende de hábitos como una buena alimentación, un descanso profundo y niveles bajos de estrés. Por ejemplo, dietas muy bajas en grasas, exceso de alcohol o falta de sueño pueden reducir significativamente su producción.

Es entonces cuando pueden aparecer síntomas como fatiga, apatía, bajo deseo sexual o dificultad para ganar masa muscular, incluso haciendo ejercicio. Un hombre que duerme poco, se alimenta de forma deficiente y/o vive con estrés constante puede sentirse desconectado de sí mismo sin saber por qué. Por eso, muchos de los gestos que aquí propongo son igual de válidos para apoyar la salud hormonal masculina.

Empecemos por la **alimentación.** Tu cuerpo no necesita una dieta perfecta, sino una alimentación coherente con tus ritmos y necesidades. Las grasas saludables (como las que se encuentran en el aguacate, el aceite de oliva virgen, las nueces, las semillas, el pescado azul o las yemas de huevo) son fundamentales porque las hormonas esteroideas —como los estrógenos, la progesterona y el cortisol— se sintetizan a partir del colesterol. Además, una alimentación cíclica —que acompaña las necesidades de cada fase del ciclo menstrual— implica ajustar lo que comemos según los cambios naturales del mes, lo que nos ayuda a vivir el proceso sin que el cuerpo entre en una sensación de escasez.

En la fase folicular, cuando los estrógenos van en ascenso, la sensibilidad a la insulina es mayor y el metabolismo maneja mejor los hidratos de carbono, aquí resulta interesante priorizar alimentos densos en nutrientes y proteínas de calidad, como carnes magras, pescado azul o huevos, acompañados de hidratos complejos fáciles de asimilar, como el boniato o la calabaza. Estos aportes de energía sostenida favorecen la vitalidad y evitan los picos de glucosa, que, aunque mejor tolerados en esta fase, siguen siendo un factor de inestabilidad metabólica si se repiten con frecuencia.

En la fase lútea, tras la ovulación, el escenario cambia: aumenta la progesterona, el gasto energético diario puede subir en algunas mujeres, y aparecen con frecuencia mayor apetito y antojos de dulces. Aquí es donde conviene integrar grasas saludables, como el aguacate, el aceite de oliva virgen extra o las nueces, junto con vegetales cocinados y caldos caseros que facilitan la digestión en un momento en que suele enlentecerse. También es útil incorporar nutrientes que apoyan el equilibrio emocional, como el triptófano y el magnesio, por ejemplo, a través del cacao puro, que facilitan la síntesis de serotonina y promueven un descanso reparador.

De esta forma, el eje hipotálamo-hipófisis-gónadal se mantiene activo y sostenido en un entorno nutricional coherente con las necesidades internas.

En relación a la **luz solar,** los ritmos circadianos y el descanso profundo, tu cuerpo tiene un reloj biológico que no solo regula el sueño, sino también la liberación hormonal. Como ya te he anticipado, la exposición a la luz solar por la mañana estimula la producción de cortisol en su pico fisiológico, ayuda a regular la melatonina por la noche y sincroniza el ritmo circadiano.

Dormir en oscuridad total, evitar pantallas al menos una hora antes de acostarte y permitir que el cuerpo entre en sueño profundo es esencial para que se libere la hormona del crecimiento, se regenere el sistema inmune y los ejes hormonales puedan «reiniciarse».

En relación al **movimiento,** el cuerpo no necesita castigo, sino movimiento con sentido. El ejercicio demasiado intenso eleva el cortisol y puede inhibir la ovulación, sobre todo si no hay un descanso proporcional y un consumo de calorías acorde. Cuando hablo de «descanso proporcional» me refiero a que el cuerpo tiene tiempo y recursos suficientes para recuperar la energía que gasta. Si entrenas con intensidad, pero duermes poco, comes por debajo de tus necesidades o no respetas los días de recuperación, el cuerpo percibe un desequilibrio y activa mecanismos de ahorro, como la disminución de la función tiroidea o reproductiva. En cambio, el movimiento amable y coherente con tu organismo estimula endorfinas, oxitocina y mejora la sensibilidad a la insulina, facilitando el equilibrio del eje adrenal y gonadal. «Movimiento amable» no significa que solo puedas realizar yoga, dar paseos por la naturaleza o bailar; el ejercicio de fuerza y cardiovascular es necesario, solamente asegúrate de no llevarlo al extremo.

Para ello, es importante que ese movimiento te permita conectar con el placer. El placer —emocional, sensorial, físico— no es un lujo; es medicina. Suprime el estrés, modula la inflamación y libera neurotransmisores que apoyan el sistema hormonal, además de que te permitirá establecer cierta constancia en el camino.

Ahora sí, vamos a adentrarnos en el mundo de los **disruptores endocrinos**, donde me gustaría que prestaras especial atención a qué pequeños cambios puedes llevar a cabo en tu día a día y que tendrán un gran impacto en tu salud hormonal.

Disruptores endocrinos: cuando lo invisible altera el equilibrio

Si hasta ahora hemos hablado de las hormonas como el lenguaje sutil del cuerpo, los disruptores endocrinos son el ruido de fondo que distorsiona sus mensajes. Son compuestos químicos presentes en productos cotidianos que el cuerpo no sabe interpretar bien, pero que imitan, bloquean o alteran la acción de nuestras hormonas naturales. Y, aunque no los veamos ni los toquemos conscientemente, están ahí: en lo que comemos, en lo que respiramos, en lo que ponemos sobre la piel.

Lo inquietante no es solo su presencia, sino su capacidad de actuar en dosis ínfimas. A diferencia de otros tóxicos, estos pueden alterar funciones hormonales vitales con cantidades casi imperceptibles, sobre todo en etapas vulnerables como la infancia, la adolescencia, el embarazo, la lactancia o durante un proceso de enfermedad prolongado. Pero ¿cómo lo hacen?

Algunos se parecen tanto a nuestras hormonas que logran engañar al sistema, no solo porque su estructura se asemeja, sino porque logran alterar la frecuencia de resonancia de la célula, como si desafinaran el instrumento interno. No emiten la misma luz, no vibran en la misma longitud de onda, y sin embargo, ocupan el lugar. De este modo, bloquean la señal real o la desvían, generando confusión. Otros afectan a las enzimas que regulan la síntesis o el metabolismo hormonal, alterando el ritmo y la intensidad del mensaje. Y así, el cuerpo recibe una señal distorsionada, que puede conducir a un desequilibrio hormonal crónico.

Y no afectan a un solo eje, sino que se infiltran en todo el sistema:

- El **eje adrenal,** relacionado con el estrés, se ve alterado porque muchos disruptores incrementan la inflamación sistémica o saturan el hígado, lo que obliga a las suprarrenales a producir más cortisol. El cuerpo entra en un estado de vigilancia permanente, sin motivo claro.
- El **eje tiroideo** es especialmente vulnerable: ciertas sustancias interfieren en la producción de T4, en su conversión a T3 o incluso en la absorción del yodo. Esto puede provocar hipotiroidismo subclínico, cansancio persistente, sensación de frío, cambios de peso y problemas de concentración.
- Y el **eje gonadal** es quizás el más afectado. Muchos disruptores imitan a los estrógenos o bloquean la acción de la progesterona. Esto puede generar desde disfunciones menstruales y síndrome premenstrual severo hasta SOP, endometriosis, baja libido, dificultad para concebir o alteraciones en la producción de esperma. Porque, como hemos visto anteriormente, donde hay confusión hormonal, el cuerpo prioriza la supervivencia, no la fertilidad.

Lo más paradójico es que estos compuestos no solo están en productos «raros» o «industriales». Están en lo cotidiano.

En esa botella de agua de plástico que llevas al gimnasio y dejas al sol. En el champú con aroma artificial que usas a diario. En la sartén antiadherente donde cocinas cada noche. En el perfume que llevas desde hace años sin pensar qué lleva dentro. En esa bolsita de té que tomas en el bar con intención de tomarte algo saludable. En la crema solar, el detergente, la alfombra nueva o la verdura no ecológica que no lavaste del todo bien... No quiero asustarte y que comiences a tener miedo de todo lo que utilizas en tu día a día, pero sí que creo que es muy útil que conozcas qué productos son buenos en tu rutina y cuáles no. Para ello, lo más sencillo será que aprendas a identificar un disruptor endocrino en el etiquetado.

Aprender a leer etiquetas puede convertirse en un acto de soberanía hormonal. Algunos ingredientes sospechosos comunes incluyen: parabenos *(methylparaben*, *propylparaben)*, ftalatos (a menudo ocultos bajo la palabra «fragancia» o *parfum*), triclosán, BPA (bisfenol A), BPS, PFOA, oxibenzona y nonilfenol. Si ves alguno de estos nombres, lo ideal es optar por una alternativa más natural.

Ahora bien, reducirlos no significa vivir con miedo ni convertir tu casa en un laboratorio; en realidad significa tomar decisiones más conscientes, cambiar poco a poco. Porque menos carga tóxica es más margen para que el cuerpo se regule.

Puedes empezar por lo que más se repite:

- Usar botellas y envases de vidrio o acero inoxidable.
- Evitar calentar comida o almacenarla en recipientes de plástico.
- Cambiar a cosmética orgánica, sin fragancias sintéticas ni parabenos.

- Escoger productos de limpieza ecológicos o caseros, como el vinagre de limpieza, el bicarbonato o los aceites esenciales
- Lavar bien frutas y verduras, o preferir alimentos ecológicos cuando sea posible, sobre todo en frutas donde la piel es muy fina, como fresas, arándanos...
- Ventilar los espacios interiores diariamente y cambiar ambientadores sintéticos por aceites esenciales puros, por ejemplo.
- Utilizar sartenes de acero inoxidable, hierro o cerámica sin recubrimientos antiadherentes.
- Filtrar el agua de consumo si es posible.
- Consumir infusiones o tés a granel.
- Leer etiquetas y evitar ingredientes sospechosos, especialmente en productos de uso diario.

Es un proceso, no todo tiene que cambiar de golpe. Pero cuanto más limpio esté el entorno, más fácil será para tus hormonas volver a confiar en que pueden funcionar sin interferencias.

Tu cuerpo está diseñado para autorregularse, pero en el contexto en el que vivimos necesita que le despejes el camino y, a veces, el primer acto de vuelta al equilibrio no está en lo que haces, sino en lo que dejas de poner entre tú y tu salud. Y, tal vez —solo tal vez—, lo que tus hormonas intentan decirte se parece a la siguiente historia.

El reloj que olvidó el tiempo

Había una vez un reloj que intentaba funcionar como todos los demás: tictac, tictac, siempre igual. Medía los minutos con precisión, sin pausas, sin errores. Hasta que un día empezó a fallar. A veces se aceleraba. Otras veces se detenía. Parecía roto, así que el reloj, en su desesperación, trató de arreglarse: se apretó las tuercas, se exigió más tics, se culpó por cada silencioso segundo que no podía justificar.

Un día, un pájaro lo encontró triste, quieto, y le preguntó:

—¿Qué te pasa, reloj?

—No sirvo —respondió el reloj.

—¿Por qué crees eso?

—Porque ya no mido el tiempo como antes. Soy inconstante.

El pájaro inclinó la cabeza y sonrió.

—¿Y quién te dijo que el tiempo solo puede medirse en tics y tacs? Hay relojes de luna, de estaciones, de sol, de mareas. Tú no estás roto. Solo funcionas con otro ritmo.

Y así, el reloj dejó de pelearse con su mecanismo y aprendió a medir el tiempo en olas. En pausas. En ciclos. Y descubrió que no había fallado; solo necesitaba otro lenguaje.

Como tú. Como tus hormonas. Como tu cuerpo, que grita para recordarte que no viniste a ser exacta o exacto, ni siquiera viniste a ser como los demás. Viniste simplemente a ser y vivir tu ritmo.

5

El sistema nervioso: raíces que sienten

Hemos recorrido el sistema digestivo como la puerta de entrada a la red que es nuestro cuerpo; el inmunológico, como su guardián sensible, y el endocrino, como su mensajero rítmico. Cada uno de estos sistemas nos mostró que el cuerpo no funciona por partes, sino como una red en diálogo constante entre sistemas. Pero, para que esa red se mantenga coordinada, tiene que existir algo que escuche, interprete y conecte cada señal, y de eso se encarga el sistema nervioso. No es solo el que transmite impulsos o procesa pensamientos; es el que percibe el mundo, da forma a nuestras respuestas y, sobre todo, sostiene la coherencia entre lo que sentimos, pensamos y hacemos.

Es por ello que dediqué todo un libro a hablar sobre la relación entre las digestiones y las emociones. *Es tu tripa la que grita* es un espacio dedicado a ese vínculo entre estos dos sistemas que poco tenemos en cuenta durante los procesos de recuperación, pero hoy en este capítulo quiero llevarte un paso más allá, porque llegar al sistema nervioso como parte de esta red viva es como entrar en el centro de control: ese lugar donde la biología se encuentra con la experiencia, donde el cuerpo registra la vida y decide cómo responder a ella.

Cuando el cuerpo decide por ti

Tenía que dar una charla. Solo eso.

Era en una sala modesta, con sillas de madera y luz natural entrando por el ventanal. Estudiantes universitarios, algún que otro compañero, tal vez algunos familiares... El tema que iba a exponer me apasionaba: llevaba años explorando la relación entre el intestino, el sistema nervioso y la creatividad, y sentía que ese día era una oportunidad para conectar desde el corazón.

Dormí bien la noche anterior. Hice una caminata suave por la mañana. Desayuné con calma. Me hice un té con jengibre y limón —una pequeña ceremonia—. Repasé mentalmente los puntos clave de la charla, visualicé el cierre. Me sentía tranquila, esperanzada. Estaba preparada, así que me fui a dormir.

Pero al despertar algo cambió. Fue sutil al principio, casi imperceptible: una presión interna en la garganta, como si un hilo fino fuera tirando desde dentro. Me costaba tragar. Sentí un leve hormigueo. No era dolor, no era afonía: era una sensación vibratoria y extraña, como si alguien hubiese presionado un botón diminuto justo donde mis cuerdas vocales descansaban.

Intenté hablar. En voz baja, susurrando. Nada. Intenté decir «hola» frente al espejo. No escuché mi voz, fue un sonido amortiguado, débil, extraño, como si viniera desde un túnel. Mi cuerpo no respondía, la voz que creía mía no estaba. Literalmente desaparecida. Era el silencio físico y absoluto: la garganta cerrada por dentro.

Entré en estrés inmediatamente. No era un terror explosivo, sino un estremecimiento de no entender qué estaba sucediendo. Fui a la cocina y bebí otro sorbo de té, con la intención de calmar aquel nudo interno. Practiqué el discurso en susurros, moví los labios. Nada. Cada palabra se sentía ajena, forzada, como si mi cerebro la produjera, pero el cuerpo no aceptara entregarla.

Miré mi reflejo. Mis ojos me decían: hablas. Mi garganta negaba. Me sentí fragmentada.

No tenía fiebre, no había catarro. Había estado bien durante semanas. Sin embargo, allí estaba: muda ante una situación cotidiana. Un cuerpo que decidió no exponerse. Una voz que se retiró sin aviso. Un silencio muscular que anuló cualquier plan.

Lo más sorprendente: ese silencio no fue un accidente, aunque lo pareciera, en realidad fue una respuesta, una señal. Algo en mi sistema nervioso se activó antes de que yo lo supiese. Algo completamente inconsciente interpretó que, aunque no hubiera peligro físico, no había seguridad para que mi voz saliera.

Desde fuera, quizás pensarías objetivamente: «Era una charla pequeña, nada estresante». Pero tú sabes que en el interior se mueven factores invisibles: una parte instintiva que evalúa el entorno sin que pasemos por la mente consciente; un tejido nervioso sutil que aferra la voz cuando algo se siente expuesto, aunque no lo sepamos.

El día pasó con lentitud. Dije a quien me esperaba fuera que no podía hablar. Me senté en un banco, con los dedos trémulos, intentando respirar con dignidad. Lloré sin lágrimas por el cuerpo que habló sin palabras, por el sistema que habló con el único lenguaje que conoce cuando ya no le prestamos atención: el síntoma.

Con el tiempo, aprendí a agradecer aquel silencio por hablarme incluso sin palabras.

Hoy sé que esa experiencia tiene nombre y fundamento. Se llama «neurocepción», y define la capacidad de nuestro sistema nervioso para detectar amenazas o seguridad en el entorno *antes de que la mente pueda procesarlo*, antes de pensar. Es una inteligencia corporal que no necesita palabras para decir: «Aquí no es seguro», incluso cuando todo parece estar en orden.

Esa mañana mi cuerpo no protestó por cansancio ni se rebeló por miedo. Se silenció por una falta de seguridad interna que yo aún no había interpretado. El cuerpo se retiró con suavidad, con dolor emocional, pero sin dolor físico.

Y esa misma neurocepción, esa guía invisible que reacciona antes de que sepamos, es el puente que conecta el intestino, el corazón, la mente y los nervios. Es el inicio de cómo el sistema nervioso decide no solo sobre cómo sobrevivir o existir, sino sobre cómo expresarnos, conectarnos y sentimos.

Neurocepción: sentir sin saberlo

La neurocepción determina si el cuerpo entra en modo seguridad o supervivencia ante una amenaza externa antes de que la mente procese totalmente esa amenaza.

Hay una parte de ti que está constantemente evaluando si el mundo es seguro o amenazante, incluso cuando tú no eres consciente de ello. Una especie de radar interno que escanea rostros, tonos de voz, movimientos, gestos, olores, silencios, luces…, y que también interpreta señales que vienen desde dentro: tu ritmo cardíaco, la tensión en tus músculos, la velocidad con la que respiras o el grado de apertura que hay en tu mirada.

Esa evaluación constante no ocurre en la mente racional, sino en el sistema nervioso autónomo. Es un proceso automático, profundamente arraigado en nuestra biología, que decide cómo debe responder el cuerpo: si relajarse y abrirse a la conexión, o defenderse y prepararse para sobrevivir. Y es la neurocepción la que se encarga de hacer esta evaluación.

Imagina ahora todos esos momentos en los que te sientas frente a un plato de comida y te tensas, esos momentos en los que vas de camino al trabajo anticipándote, bien por un síntoma o bien para no llegar tarde, equivocarte o defraudar. En esos momentos cotidianos del día a día es donde la neurocepción cobra especial importancia, porque si este radar interno tiene la capacidad de detectar señales de seguridad o peligro sin necesidad de pasar por el pensamiento consciente, y constantemente las señales que recibe son de tensión, miedo, preocupación, etc. Es completamente lógico que esto tenga un impacto directo sobre nuestra salud física.

Ten en cuenta además que es anterior al juicio, al análisis o a cualquier intento de interpretación lógica. Es una forma de percepción subterránea, rápida, ancestral. Gracias a ella, podemos caminar por una calle y, sin saber por qué, cruzar de acera; alejarnos de alguien cuya sonrisa no nos convence, aunque no sepamos explicar qué nos incomodó; o, por el contrario, sentirnos en paz cerca de alguien que no conocemos, pero cuyo tono de voz nos calma y nos hace respirar más lentamente.

Lo fascinante de este sistema es que, en función de lo que detecta, el cuerpo organiza toda una estrategia interna. Si percibe seguridad, activa lo que podríamos llamar «el sistema del descanso y la reparación»: se relaja el corazón, se suaviza la musculatura, se estimula la digestión, se expande la respiración. Entramos en un estado que favorece el vínculo, la creatividad, la atención sostenida y la empatía. Es el modo desde el cual podemos sentirnos disponibles para vivir, más que para resistir.

Pero si detecta una amenaza, aunque sea leve o simbólica, el sistema cambia de configuración. Se activa el estado de alerta: aumenta el ritmo cardíaco, la sangre se dirige a los músculos, se inhibe la digestión, la mirada se vuelve más fija, los sentidos se agudizan. Es una preparación biológica para huir, pelear o congelarse, que en muchos casos ocurre en milisegundos, sin que tengamos tiempo de darnos cuenta.

Este cambio no es metafórico: es literal. Nuestro cuerpo cambia de estado fisiológico según lo que interpreta como seguro o amenazante, y esa interpretación no la hacemos desde la mente, sino desde una parte mucho más antigua del sistema nervioso, que guarda memoria de lo que un día supuso peligro o alivio, aunque ya no lo recordemos, una parte muy vinculada a nuestra mente inconsciente.

Pero debemos tener en cuenta que la neurocepción no solo responde al entorno externo; también escucha nuestras sensaciones internas. Una alteración en la respiración, una inflamación intestinal, una disfunción hormonal o una mala noche de sueño pueden generar señales que el sistema interpreta como desregulación, y entonces se activa el modo supervivencia, incluso si todo a nuestro alrededor parece estar bien. Es por eso que a veces nos sentimos ansiosos sin razón, o desconectados sin un motivo aparente. No es que estemos mal, es que el sistema está protegiéndonos como puede ante una señal que ha interpretado como incoherente o peligrosa.

Lo más complejo de entender —y al mismo tiempo lo más revelador— es que este mecanismo no depende de nuestra voluntad. No podemos decidir estar tranquilos si el cuerpo no se siente seguro. No podemos obligarnos a estar presentes si el sistema ha activado el modo huida o congelación. De la misma forma que no decidimos tener hambre o sueño, tampoco decidimos si el cuerpo se siente en calma o en amenaza. Lo sentimos y punto.

Por eso muchas veces nos frustramos cuando queremos hacer cambios y no podemos. Cuando sabemos lo que nos haría bien, pero no conseguimos sostenerlo. No se trata de falta de voluntad, sino de una desconexión más profunda entre lo que la mente quiere y lo que el cuerpo puede. La neurocepción está trabajando en un nivel previo, configurando la fisiología desde donde luego pensamos, sentimos y actuamos.

Cuando la neurocepción funciona de forma correcta, somos capaces de movernos entre estados con flexibilidad y fluidez, podemos detectar un riesgo real, reaccionar adecuadamente, y luego volver al equilibrio. Pero cuando la neurocepción está desajustada —por traumas, estrés crónico, contextos inseguros o experiencias no integradas—, el sistema tiende a interpretar el peligro incluso donde no lo hay y, entonces, vivimos en alerta permanente. Aunque nadie nos persiga, reaccionamos con desconfianza, tensión o aislamiento incluso en relaciones que son seguras, sentimos que el mundo es demasiado o que no tenemos recursos para sostenerlo, y el cuerpo nos responde con síntomas que no entendemos.

Una neurocepción alterada puede llevarnos a vivir bajo una hipervigilancia constante, donde cualquier estímulo se siente como una amenaza. Nos cuesta relajarnos, incluso en espacios amables. Nos sobresaltamos con facilidad. Aparece la ansiedad sin motivo. El insomnio sin causa. La fatiga sin esfuerzo. También puede ocurrir lo contrario: que la neurocepción esté tan desregulada que no identifique un contexto como peligroso, aunque lo sea. Y entonces permanecemos en vínculos tóxicos, en entornos laborales que nos drenan, en dinámicas que nos apagan, sin entender por qué no podemos salir de ahí. Esa es la desconexión emocional: cuando el cuerpo ha dejado de registrar lo que le hace daño y lo que no.

Las consecuencias pueden manifestarse de muchas formas: respuestas desproporcionadas ante estímulos pequeños, bloqueos en la interacción social, sensación de no estar del todo presente, síntomas digestivos con o sin explicación médica, trastornos de ansiedad, episodios depresivos, disociación, niebla mental o somatizaciones crónicas que no responden a tratamientos convencionales.

Pero, aunque suene insistente, no son fallos, tampoco son defectos, son estrategias de protección, formas en las que el cuerpo trata de sobrevivir en un mundo que, en algún punto, dejó de sentirse seguro.

El desafío, entonces, no es forzar una actitud positiva ni pretender dejar de sentir lo que sentimos. El desafío es restaurar el sentido de seguridad interna que le permita a nuestro sistema relajarse de nuevo. No para bajar la guardia ante cualquier cosa, sino para poder distinguir con más claridad cuándo algo es realmente una amenaza, y cuándo simplemente estamos repitiendo una respuesta que un día fue útil, pero que ya no nos sirve.

Comprender la neurocepción es empezar a mirar nuestros estados emocionales y físicos con más compasión. Es dejar de pelear con nuestro cuerpo por lo que no puede hacer, y empezar a preguntarle qué necesita para sentirse seguro. Es dejar de interpretar nuestras reacciones como defectos, y empezar a verlas como estrategias de protección que solo necesitan un entorno distinto para transformarse.

Porque solo cuando el cuerpo se siente seguro, la mente puede estar presente. Y, solo entonces, podemos empezar a percibir el mundo desde un lugar más amable.

Hay cosas que el cuerpo sabe antes que la mente. Lo sabe por diseño. Lo sabe por historia. Lo sabe porque, durante millones de años, la supervivencia no dependía de pensar, sino de sentir rápido.

La neurocepción no es un invento moderno; es una función biológica profundamente antigua que opera desde el sistema nervioso autónomo, y más específicamente desde áreas que no necesitan –ni tienen– acceso a la conciencia. Esto significa que, cuando una señal es detectada por tu sistema, el cuerpo ya ha tomado una decisión antes de que tú puedas ponerle palabras.

Y eso tiene una lógica impecable: si tuvieras que analizar racionalmente cada situación antes de actuar, habrías sido presa fácil desde el inicio de los tiempos. Si un depredador se acercaba, no había tiempo para pensar: era huir o morir. Así que la evolución reservó esa función de evaluación primaria a estructuras que están por debajo de la corteza cerebral, en zonas del tronco encefálico que trabajan en silencio, sin que lo sepas, y que se activan en milisegundos.

Esto ocurre porque el cuerpo prioriza la velocidad sobre la precisión, y aunque eso en el pasado fue una ventaja adaptativa, hoy puede convertirse en un problema si no hay mecanismos que permitan revisar esa información una vez ha sido registrada. Por ejemplo, si tu sistema aprendió que hablar en público o mostrar emociones era peligroso, no importa cuántas veces te digas que «No pasa nada»: el cuerpo habrá interpretado lo contrario y se protegerá igual.

La neurocepción no necesita ideas para activarse, se basa en patrones sensoriales. Una voz muy alta. Una mirada fija. Una postura tensa. Un olor similar al de una experiencia pasada. Un recuerdo corporal que no ha sido integrado. Todo eso puede convertirse en un detonante. Y el sistema nervioso responde como si el peligro fuera real, incluso si no lo es; no distingue entre lo simbólico y lo tangible, solo percibe lo que «se parece» a algo que una vez dolió.

Además, este sistema tiene una cualidad fascinante: también actúa de dentro hacia fuera, como te comentaba. Es decir, no solo escanea el entorno, sino que interpreta las sensaciones internas como indicadores de seguridad o peligro. Si estás inflamado, con disbiosis intestinal, en hipoglucemia, con falta de sueño o respirando superficialmente, el sistema puede leer esas señales como caos interno y, por tanto, activar el estado de defensa, aunque no haya nada amenazante fuera, pues es una lectura puramente fisiológica, no emocional.

Esto explica por qué muchas personas viven en alerta sin una causa clara. No se lo están imaginando, tampoco se lo inventan, sino que están sintiendo señales reales que el cuerpo está interpretando como incoherencia o amenaza, incluso si la mente no entiende por qué. Por eso, no sirve decirle a alguien «relájate» si su sistema nervioso ha perdido la capacidad de registrar seguridad.

Y aquí hay algo importante: las rutas nerviosas que llevan la información desde el cuerpo al cerebro son mucho más numerosas que las que van del cerebro al cuerpo. De hecho, la mayoría de las fibras del nervio vago —el principal canal de comunicación entre vísceras y cerebro, y del cual hablaremos más tarde en profundidad— viajan en dirección ascendente. Es decir, que el cuerpo le habla constantemente al cerebro. Por eso, lo que sientes en el estómago, en la respiración o en la piel puede condicionar tu percepción del mundo, de las personas y de ti mismo.

Cuando vivimos desde la cabeza, intentamos resolver todo con el pensamiento, pero siento ser yo quien te recuerde que hay cosas que no se resuelven así, sino que se resuelven desde la fisiología. Desde el tono de tu voz. Desde el ritmo de tu respiración. Desde la calidad de tus vínculos. Desde cómo habitas tu cuerpo. Porque solo cuando el sistema nervioso se siente seguro, la mente puede interpretar con claridad. De lo contrario, la mente buscará justificar el estado en el que estás, aunque se equivoque, y entonces te dirá que algo va mal, que no puedes, que no eres suficiente, cuando en realidad lo que ocurre es que tu sistema no ha vuelto aún a un estado de calma donde puede ver con claridad.

Esto es clave para entender por qué muchas personas no logran cambiar patrones, aunque lo deseen. No es resistencia, es un cuerpo que no ha recibido todavía las condiciones para sentirse a salvo, un sistema que sigue funcionando desde la memoria del peligro, aunque ese peligro ya no exista.

Por eso, en los procesos de recuperación, no basta con entender lo que nos pasa. Necesitamos crear experiencias corporales de seguridad. Respirar diferente. Movernos diferente. Gesticular diferente. Relacionarnos desde otro lugar. Devolverle al sistema nervioso la posibilidad de leer el entorno con más matices, de distinguir lo amenazante de lo neutro, lo real de lo simbólico, lo nuevo de lo antiguo. Solo así podemos salir del automatismo y solo así el cuerpo aprende que ya no está en guerra.

Y fíjate que durante mi época de estudiante viví una experiencia en lo cotidiano que me hizo integrar esta información de una forma diferente, quizás de una forma más humana, así que he pensado que compartirla contigo puede servirte de ayuda.

Iba camino de la Facultad de Química un martes por la mañana. Como era habitual en Santiago de Compostela, llovía como si el cielo se me fuese a caer encima, y a eso se le sumaba un viento feroz que me rompió el paraguas. Recuerdo ir agarrándome la capucha, tratando de proteger la mochila con mis apuntes para no perderlos, con el ceño fruncido, los ojos apretados, la mandíbula tensa, y entonces de frente apareció una mujer. Llevaba un abrigo largo verde y, a pesar de la lluvia, el viento y de no llevar paraguas, su cara solo mostraba serenidad. Una tranquilidad indescriptible. En ese momento me sorprendió tanto como fascinó su gesto e intenté reproducirlo. ¿El resultado? Mi cuerpo se relajó por completo, mi cara se soltó y comencé a caminar con más seguridad y presencia. Fue increíble observar cómo cambiar mi movimiento, mi gesto y mi respiración transformó por completo la situación.

Desde entonces procuro ser esa mujer en la vida. Ella me inspiró un día, y quizás esta anécdota te inspire a ti a relajar hoy tu mirada mientras lees estas páginas, a soltar tus piernas si las tienes cruzadas, bajar tus hombros, inspirar y expirar más profundamente, relajar tu mandíbula, transitar por la vida de un modo más liviano, sereno y seguro.

Y, cuando esto ocurre, algo dentro cambia. No por imposición. No por fuerza de voluntad. Sino porque el sistema encuentra una nueva lectura del presente y, en ese momento, empieza a emerger algo que no necesita ser explicado: una calma que no viene de la mente, sino de un cuerpo que reconoce, por fin, que ahora sí es seguro.

Nervio vago: el gran traductor

Si vemos el cuerpo como un territorio lleno de señales, el nervio vago es el hilo conductor que las entrelaza. El nervio vago es la vía principal del eje intestino-cerebro, un canal de doble sentido que transmite constantemente información entre las vísceras y el sistema nervioso central. Aunque su nombre pueda sonar lejano o técnico, su influencia se siente en los lugares más cotidianos: en cómo digerimos, en cómo descansamos, en cómo nos conectamos, en cómo creamos.

El nervio vago es el nervio más largo y complejo del cuerpo, su nombre viene del latín *vagus*, que significa «errante», porque recorre un amplio trayecto desde el tronco encefálico hasta los órganos del tórax y el abdomen. Va tocando todo a su paso: el corazón, los pulmones, el diafragma, el estómago, el hígado, los intestinos. Es como un lazo invisible que une lo que sentimos con lo que pensamos, lo que comemos con lo que recordamos, lo que respiramos con lo que somos capaces de imaginar.

Como cité en el apartado anterior, en torno al 80 % de sus fibras nerviosas no van del cerebro al cuerpo, sino del cuerpo al cerebro, es decir, la información sube; es el cuerpo el que le dice a la mente cómo se siente. Cuando el intestino detecta calma, cuando la respiración es profunda, cuando el corazón late de forma rítmica y sin sobresaltos, el nervio vago lleva ese mensaje al cerebro, y eso permite que nos sintamos más presentes, más conectados, más receptivos. Es desde ahí que podemos tener conversaciones profundas, sentirnos creativos, escuchar con atención o amar sin miedo.

El vago participa activamente en la digestión, pero su influencia va mucho más allá del aparato digestivo. A través de sus fibras parasimpáticas que liberan acetilcolina —un neurotransmisor clave para activar el sistema digestivo y reducir la inflamación local—, envía señales que estimulan la producción de enzimas, el movimiento intestinal y la sensibilidad visceral, regulando así el tránsito y la capacidad de digerir no solo alimentos, sino también emociones. Cuando este nervio está activo y tonificado, lo que comemos se asimila mejor, hay menos inflamación, menos distensión, menos urgencia, y como esta vía conecta directamente con las células inmunitarias a través de lo que se conoce como «reflejo inflamatorio», también tiene la capacidad de modular la respuesta inmune, inhibiendo la liberación excesiva de citoquinas inflamatorias. Es decir, lo que ocurre en el intestino tiene eco en el sistema inmune, y el vago actúa como modulador entre ambos.

Pero no se detiene ahí. El nervio vago también regula la variabilidad cardíaca, que es la capacidad del corazón para adaptarse con flexibilidad a los cambios internos y externos. Un nervio vago bien tonificado se traduce en un corazón que puede latir con ritmo, sin rigidez ni sobresaltos, facilitando así estados de calma, regulación emocional y resiliencia. Todo esto conforma un entorno fisiológico de seguridad desde el cual pueden emerger capacidades más sutiles, como la creatividad, la intuición o la conexión profunda con uno mismo y con otros.

Porque solo cuando el cuerpo está relajado y siente que no necesita defenderse, la energía se redistribuye: se desactiva el sistema de alerta, se libera espacio para reparar, imaginar, crear y, en ese estado, el nervio vago permite que la información visceral —las señales que llegan desde el estómago, en el pecho, en la respiración— llegue al cerebro como un mensaje de calma. Así, las ideas fluyen, la percepción se amplía y lo que parecía confuso se vuelve claro, el cuerpo encuentra su ritmo y, desde ahí, también la mente.

Pero, así como puede facilitar la vida, también puede cerrarla. Cuando el nervio vago se bloquea —por estrés, trauma, inflamación, ritmo de vida excesivo o desconexión emocional—, esa vía de comunicación se apaga o se distorsiona. El cuerpo entra en modo defensa, el intestino se vuelve más reactivo, la respiración se acorta, el corazón se acelera, aparecen el insomnio, la ansiedad, el estreñimiento o las diarreas, el agotamiento, la sensación de no poder más. El silencio del vago es el ruido del cuerpo cuando no se siente escuchado.

Y lo más importante: este nervio responde no solo a lo fisiológico, sino también a lo relacional. Se activa con la ternura, con la seguridad afectiva, con la mirada amable de alguien cercano, con el tono suave de una voz, con una respiración sincronizada. Se tonifica en presencia de vínculos seguros, en contextos donde no necesitamos defendernos, en espacios donde podemos simplemente ser.

Por eso, si queremos sanar desde lo profundo, necesitamos aprender a cuidar esa vía. No como una técnica más, sino como un lenguaje que el cuerpo reconoce: movimientos lentos, respiración abdominal, sonidos que vibran en el pecho, pausas reales, descanso auténtico, relaciones donde no tenemos que explicarnos todo el tiempo, etc. Porque, cuando el nervio vago se siente seguro, todo lo demás empieza a encontrar su lugar.

La digestión mejora. El corazón se aquieta. La mente se calma. La creatividad vuelve. Y entonces, sin que tengamos que hacer grandes esfuerzos, algo dentro de nosotros recuerda que no hemos nacido para sobrevivir todo el tiempo, sino también para habitar, para crear, para sentir.

Y, sin embargo, por mucho que el nervio vago sea el gran mensajero entre cuerpo y mente, no es el único que guarda secretos sobre cómo sentimos, reaccionamos y decidimos. Existe otra red silenciosa, que opera sin pedir permiso y que, durante mucho tiempo, fue ignorada por la ciencia: una red de neuronas que no se encuentra en la cabeza, sino en las entrañas. Un sistema con voz propia que no espera instrucciones del cerebro para actuar, que puede regularse solo y que percibe el mundo desde la materia visceral. Es ahí, en ese pliegue intestinal lleno de sabiduría autónoma, donde habita nuestro verdadero primer cerebro.

Sistema nervioso entérico: el primer cerebro. Neuronas en el intestino y su autonomía

Durante mucho tiempo, se pensó que todas las decisiones importantes del cuerpo pasaban por el cerebro. Pero hoy sabemos que el intestino tiene su propio sistema nervioso, y que ese sistema no solo coordina la digestión: también es capaz de actuar por sí mismo, sin esperar órdenes desde arriba. Este sistema recibe el nombre de «sistema nervioso entérico», y contiene entre cuatrocientos y seiscientos millones de neuronas, casi tantas como en la médula espinal, repartidas a lo largo de los diez metros del tubo digestivo. Su estructura es tan compleja que muchos científicos lo consideran un «segundo cerebro», aunque, en realidad y por su antigüedad evolutiva, bien podríamos considerarlo el primero.

Un estudio particularmente curioso demostró algo que aún hoy sigue generando asombro: cuando se aislaron secciones del intestino en laboratorio —sin conexión alguna con el cerebro o la médula—, esas secciones siguieron funcionando con normalidad. Se contraían, secretaban sustancias, respondían a estímulos químicos y regulaban sus movimientos como si nada hubiera cambiado. Lo hacían porque sus propias neuronas estaban trabajando en red, sin supervisión central, como si el intestino supiera lo que tiene que hacer, y lo hiciera.

Esto se debe a que el sistema entérico está formado por dos grandes redes: una que coordina el movimiento muscular, el plexo mientérico, y otra que regula secreciones, flujo sanguíneo y sensibilidad local, el plexo submucoso. Entre ambas, manejan tareas como el avance del alimento, la absorción de nutrientes, la respuesta ante sustancias extrañas o la adaptación al entorno digestivo. Lo más interesante es que estas neuronas no son simples transmisoras: reciben información del entorno, la procesan entre ellas y generan respuestas directas, es decir, pueden detectar, decidir y actuar sin necesidad de pasar antes la orden por el cerebro.

Y, aunque este sistema puede funcionar solo, también está en constante diálogo con otros sistemas: el nervioso central, el inmunológico e incluso la microbiota. A través del nervio vago, por ejemplo, el intestino envía señales al cerebro que pueden influir en el estado de ánimo, el nivel de alerta o la sensación de bienestar, y, al mismo tiempo, responde a señales de estrés, inflamación o cambios hormonales que llegan desde fuera.

Todo esto convierte al sistema nervioso entérico en una especie de «centro de operaciones local» que garantiza que la digestión ocurra en tiempo real, adaptándose a lo que sucede momento a momento. Si comemos, se activa. Si algo irrita, lo detecta. Si hay inflamación, ajusta. Su autonomía no es total, pero sí lo suficientemente sofisticada como para que el cuerpo no dependa únicamente del cerebro para funcionar bien.

Comprender esta red es empezar a ver que no todo lo que sentimos, pensamos o procesamos tiene su origen en la cabeza. Hay decisiones que se toman desde el intestino, de forma rápida, precisa y silenciosa. Y esa autonomía, lejos de ser un misterio, es una muestra más de la inteligencia distribuida que sostiene la vida desde dentro.

Percepción emocional y decisiones instintivas: lo que el intestino ya sabe

Más allá de sus funciones digestivas, el sistema nervioso entérico participa de manera activa en cómo sentimos y cómo decidimos.

No solo «responde» al entorno interno y externo, también interpreta. Esto se debe a que las neuronas del intestino no solo procesan lo físico, sino que están directamente involucradas en la codificación emocional. De hecho, como hemos comentado anteriormente, hoy se sabe que en torno al 90 % de la serotonina del cuerpo —una de las moléculas clave en la regulación del ánimo— se produce en el intestino, y no lo hace el cerebro, lo hace el sistema entérico.

Este «segundo cerebro» tiene la capacidad de generar, liberar y recibir neurotransmisores como la serotonina, la dopamina, el GABA y otros neuromoduladores que no solo afectan al sistema digestivo, sino que también influyen en el tono emocional general. Un intestino inflamado o desregulado puede producir señales que alteran el estado de ánimo. Y a la inversa, estados emocionales alterados pueden modificar la motilidad intestinal o provocar síntomas como diarrea, estreñimiento, náuseas o sensación de nudo en el estómago. Es por ello que debemos tener en cuenta esta bidireccionalidad en cualquier proceso de recuperación, porque si solo lo abordamos en una de las direcciones, estaremos dejando la otra mitad de lado y perdiendo eficacia en el proceso.

Lo más interesante es que esta red visceral también participa en la construcción de lo que comúnmente llamamos «intuición» o «corazonadas». Esa sensación de que algo no encaja, de que hay que salir de un lugar, de que una persona no es de fiar no siempre se origina en la mente. En muchos casos, es el intestino el que primero detecta incoherencias en el entorno y genera una respuesta que luego llega al cerebro como una percepción difusa, pero potente. Esta información no siempre tiene palabras, pero sí tiene un peso corporal claro: se siente en la piel, en el estómago, en la respiración.

Lo llamamos «intuición», pero es fisiología y ocurre gracias a las conexiones bidireccionales entre el sistema entérico y estructuras del cerebro relacionadas con la emoción y la toma de decisiones, como la amígdala, el hipotálamo o la ínsula. Estos circuitos permiten que la información emocional que se origina en el cuerpo —no solo en el intestino, pero sí especialmente allí— se integre en la experiencia consciente y modifique nuestras elecciones.

Así, muchas de nuestras decisiones más importantes —aquellas que tomamos «de tripas», sin necesidad de pensarlas— están mediadas por este sistema. No es magia, ni algo místico: es la lectura rápida que hace el cuerpo de señales internas y externas que escapan a la mente consciente, pero que influyen en nuestra conducta. Esto explica por qué algunas veces sabemos algo antes de poder explicarlo, o por qué sentimos rechazo o atracción por una situación sin tener argumentos claros, pero también explica por qué cuando el intestino no está regulado, la calidad de la información que envía al cerebro disminuye, y eso afecta directamente a nuestra capacidad de sentir claridad emocional o tomar decisiones con confianza.

Esto puede traducirse en una «intuición» poco fiable: sensaciones de amenaza donde no la hay, inseguridad constante, dificultad para sintonizar con lo que realmente queremos o necesitamos. No es que perdamos la intuición, sino que el sistema desde el cual nace está recibiendo y transmitiendo datos alterados; por eso, cuando trabajamos en restaurar la salud intestinal, no solo mejoran los síntomas digestivos, también se recupera una percepción más afinada, más coherente con la realidad y más conectada con el presente.

Aunque el sistema nervioso entérico no piensa como el cerebro, procesa, y por ello hoy podemos afirmar que el intestino no solo digiere lo que comemos, también digiere lo que vivimos. Y su forma de mostrarnos si algo va bien o no —si algo es coherente, seguro o nutritivo— puede no tener un lenguaje consciente, pero sí tiene un lenguaje corporal a través de sensaciones o síntomas con verdad. Una verdad que no pasa por la lógica, pero sí por la experiencia encarnada, y, por eso, aprender a escucharla no es superstición, sino biología aplicada al presente.

Por qué «tener un nudo en el estómago» no es solo una metáfora

Hace unos años conocí a una paciente llamada Antía que nació con un hilo invisible en el centro del pecho. Nadie lo veía, pero ella lo sentía desde siempre: un cordón sutil que bajaba desde su esternón, cruzaba el diafragma y se enredaba suavemente alrededor de su estómago.

Cada vez que alguien levantaba la voz, el hilo se tensaba. Cuando sus padres discutían, se apretaba un poco más. Si se sentía observada, si tenía que hablar en público, si no encontraba las palabras correctas, el hilo formaba un pequeño nudo. No dolía, al principio, solo tiraba. Pero, con los años, ese nudo fue haciéndose más fuerte, más firme, hasta que un día, ya de adulta, Antía lo sintió como un puño apretado justo debajo de las costillas.

Visitó médicos, buscó diagnósticos, le dijeron que tenía dispepsia funcional, que podía ser estrés, que tal vez era una mala alimentación. Probó dietas, medicación, suplementos, pero el nudo seguía ahí; no cada día, pero sí aparecía en ciertos momentos: cuando no podía decir lo que pensaba, cuando sentía que defraudaba a alguien, cuando se traicionaba un poco para agradar.

Un día, en una sesión de terapia, intentó explicarlo con palabras: «Siento que tengo un nudo en el estómago», y entonces se detuvo. Porque, por primera vez, se dio cuenta de que lo había dicho tantas veces que ya no lo había escuchado más. Como si fuese una forma común de hablar. Pero ese día algo cambió. Porque comprendió que no era solo una metáfora, era su verdad.

El nudo no estaba en su cabeza. Estaba en su cuerpo.

Y por ello, además de realizar un trabajo inconsciente sobre todas aquellas situaciones que activaban ese nudo y transformar el modo en el que respondía a ellas emocionalmente, le propuse un acto simbólico que ese mismo día llevó a cabo.

Durante una sesión, cogió una cuerda, hizo un nudo con todo aquello que se apretaba en su cuerpo conectando con todas esas situaciones y experiencias que lo habían ido tejiendo. Con un pedazo de esparadrapo lo pegó justo debajo de sus costillas, donde lo sentía cada día.

Se fue a dormir con él, ya que el inconsciente por la noche toma las riendas de nuestro cuerpo. Al día siguiente, cuando se despertó, separó el nudo de su cuerpo y lo quemó, convirtiéndolo en cenizas.

El nudo dejó de estar ahí. Ya no habitaba su cuerpo, ni ocupaba su mente. Porque, en ese momento, Antía ya no lo necesitaba para protegerse.

Lo que llamamos «nudo en el estómago» no es una imagen simbólica: es una experiencia física real. Ocurre cuando el sistema nervioso autónomo, y más específicamente el sistema entérico, responde a un estímulo que interpreta como desafiante, tenso o amenazante. Aunque no haya peligro físico, el cuerpo reacciona con contracción muscular, disminución del flujo sanguíneo digestivo, tensión diafragmática y alteración de la motilidad intestinal.

Ese conjunto de respuestas —que pueden incluir opresión, malestar, falta de hambre, náuseas o espasmos— forman el «nudo». No es solo una sensación psicológica, es un patrón neuromuscular activado por una red de neuronas que, desde el intestino, interpreta el mundo de manera silenciosa pero precisa y responde, incluso cuando no somos conscientes de ello.

Este nudo puede ser puntual o crónico, puede desaparecer con una respiración profunda o quedarse semanas enteras si el cuerpo permanece en un estado de alerta constante, porque lo que sostiene ese nudo no es la mente, sino la falta de seguridad interna. No hay digestión cuando el sistema siente que no es momento de relajarse y no hay apertura visceral cuando el entorno emocional parece incierto.

Por eso, muchas veces no es una comida lo que provoca el síntoma, sino una conversación difícil, una despedida no digerida, un silencio sostenido, una culpa que se arrastra o incluso algo que no pudimos expresar.

Y, como en la historia de Antía, a veces solo al nombrar el nudo empezamos a deshacerlo. Pero no con fuerza, tampoco con lógica, sino con atención, presencia y tiempo. El mismo tiempo que necesita para confiar y soltarse.

Antes de seguir explorando cómo el sistema nervioso impacta en áreas tan amplias como la fertilidad, la respuesta inmune o la capacidad de descanso y regeneración dentro de la red, es importante detenernos un momento para comprender realmente esa influencia. Primero necesitamos observar cómo percibe el entorno nuestro sistema nervioso, porque no todos los estímulos son interpretados igual, ni todas las respuestas se activan de la misma forma. Existen distintos modos de funcionamiento dentro del propio sistema: algunos nos preparan para actuar, otros para reparar; algunos nos llevan hacia fuera, otros hacia dentro. Entender esta dinámica es clave para reconocer en qué estado vivimos la mayor parte del tiempo y qué necesita el cuerpo para volver a sentirse seguro.

El cuerpo como antena: cómo el sistema nervioso percibe el entorno

Más que un interruptor que se enciende o se apaga, el sistema nervioso es una antena: capta, interpreta y traduce constantemente el entorno en sensaciones internas; no opera en términos de blanco o negro, estrés o calma, sino en una gama de frecuencias que van modulando cómo nos sentimos, cómo reaccionamos y qué funciones se priorizan en cada momento. Esta antena interna no busca certezas, sino coherencia, y cuando no la encuentra, ajusta sus ondas.

El sistema nervioso autónomo —encargado de regular funciones automáticas como la digestión, la respiración o el ritmo cardíaco— tiene dos grandes ramas: el **sistema simpático** y el **sistema parasimpático**. Pero, más que verlos como opuestos, podríamos pensarlos como dos canales de radio: cada uno con su propia programación, su propio tono, su propio efecto sobre el cuerpo, y nuestro organismo va sintonizando uno u otro según la información que recibe tanto del entorno como de su estado interno.

El **sistema simpático** tiene una programación enfocada en la acción, la alerta y la supervivencia. Nos prepara para movernos, resolver, escapar o enfrentarnos a lo que el cuerpo percibe como desafiante. No solo se activa ante un peligro evidente, también ante situaciones ambiguas, decisiones pendientes, sobrecarga sensorial o emociones no digeridas. El tono simpático no es malo: es útil, necesario y, en pequeñas dosis, incluso estimulante, el problema no es activarlo, sino no poder salir de él.

El **sistema parasimpático,** por su parte, tiene dos frecuencias principales: una que nos lleva a la reparación profunda, a través de la rama ventral del nervio vago, y otra que, cuando hay colapso o desconexión, se expresa en forma de inmovilidad, bloqueo o apagamiento. Esta última, aunque es parte del mismo sistema, no nos regenera, sino que nos desconecta. Por eso, no basta con «bajar el ritmo» o «descansar»: el cuerpo necesita condiciones específicas para poder entrar en ese modo de regulación y reparación saludable.

Esto es algo que a menudo nos encontramos en consulta: una intención clara de soltar carga y bajar el ritmo para activar el sistema nervioso parasimpático, pero una sensación inmediata de que el cuerpo no responde. Y es que nuestro sistema nervioso no elige al azar qué canal activar, lo hace en función de cómo interpreta lo que ocurre. Si la antena corporal capta señales de seguridad, sintoniza con el modo vinculación, descanso, apertura. Si capta incoherencia, tensión o ambigüedad, cambia de frecuencia. No espera a que tomemos conciencia: lo hace antes, pues es una respuesta completamente irracional y automática. Lo hace por supervivencia. Y si esa percepción se mantiene mucho tiempo distorsionada por lo mismo que ya hemos comentado en ocasiones anteriores —por trauma, estrés crónico, inflamación o desregulación sensorial—, el cuerpo puede quedar atrapado en una sintonía que ya no se corresponde con el presente, pero que sigue rigiendo su forma de vivirlo.

Por eso no basta con intentar relajarse de forma consciente, porque a veces el sistema simplemente no puede, pues no se trata de voluntad, sino de sintonía, y para cambiar la frecuencia, primero hay que reconocer en qué canal estamos, qué señales está captando nuestro cuerpo y qué necesita para empezar a percibir el entorno de una forma más segura, más clara, más presente y más amable.

¿Por qué nos cuesta tanto relajarnos, aunque sepamos que lo necesitamos? Te pongo un ejemplo para que lo visualices mejor. Imagina que llevas semanas de mucho estrés: tareas acumuladas en el trabajo, listas infinitas en casa, responsabilidades con los niños, quizás la vuelta al cole, las fiestas o los viajes de verano. Llegas al final del día agotada o agotado, con el cuerpo pidiendo pausa. Así que decides conscientemente relajarte: te tumbas en el sofá, pones una meditación suave en el móvil, cierras los ojos. Pero a los pocos minutos escuchas la puerta abrirse. Los peques entran hablando o reclamando tu atención. Tu cabeza empieza a divagar: recuerdas ese correo que no enviaste, la cita médica que debes pedir o lo que tienes pendiente para mañana. Aunque una parte de ti lo intenta, no hay forma de entrar en estado de calma. No hay sintonía con la frecuencia de la relajación, aunque tú lo hayas decidido.

Ahora imagina el mismo día, el mismo cansancio, pero en lugar de quedarte en casa con una meditación, bajas al parque que tienes justo enfrente. No haces nada en especial: simplemente te sientas en un banco, sin exigirte relajarte. No cierras los ojos ni controlas la respiración, solo observas. Las hojas de los árboles moviéndose con el viento, los rayos de sol que se filtran entre las ramas, el sonido de los niños jugando a lo lejos, las conversaciones suaves de un par de ancianas paseando, un perro que corre. En algún momento, sin darte cuenta, exhalas más largo, tu cuerpo se suelta un poco. No lo forzaste, solo ocurrió y no fue casualidad.

En ambos casos, tu intención era la misma: descansar. Pero en el segundo ejemplo, el contexto acompañó esa intención. El sistema nervioso no puede acceder al modo de reparación solo porque lo desees, necesita un entorno que le confirme que es seguro bajar la guardia, y no me refiero solo a peligros reales, sino a lo que el cuerpo percibe como amenaza o demanda: ruido, interrupciones, dispositivos, hiperestimulación, exigencias mentales, etc.

A veces, el propio intento de «relajarse» genera presión si no hay condiciones que sostengan ese estado.

Es más, puede que incluso al leer los dos ejemplos hayas sentido en tu cuerpo una diferencia. Tal vez una parte de ti se contrajo un poco en el primero, y se expandió sutilmente en el segundo, porque el cuerpo no necesita grandes argumentos para regularse, necesita señales coherentes, necesita sintonía.

Y no se trata de que cada vez que necesites relajarte debas salir a la naturaleza —aunque, honestamente, es uno de los mejores recursos que existen—, sino de comprender qué señales ayudan a tu sistema a «sintonizar» con el descanso real, y eso puede ser diferente para cada persona. Para ti puede ser mirar las plantas de tu balcón; para otra persona, tejer; para alguien más, escuchar el canto de los pájaros o mojar los pies en el río, mirar al cielo o incluso cuidar del huerto. Pero hay una constante: todo lo que nos reconecta con nuestros ritmos biológicos, con el cuerpo real, con la presencia no exigida, ayuda.

Porque en el fondo no se trata solo de «desconectar» de lo estresante, sino de reconectar con lo que nos devuelve al eje. Esa música suave que no viene del móvil, sino del entorno, del contacto con algo más grande, más orgánico, más rítmico que las notificaciones o las listas de tareas. Solo así el cuerpo entiende que puede soltar, y entonces sí, puede empezar a reparar.

En definitiva, necesitamos dejar de pensar en la calma como una meta, y empezar a verla como una consecuencia de condiciones favorables. No se trata de hacer más para llegar a sentirla, se trata, muchas veces, de hacer menos, pero con más presencia.

Quizás ese sea uno de los aprendizajes más profundos de este viaje por el sistema nervioso: que la calma no se impone, se permite. Que no se encuentra por insistencia, sino por sintonía, y que para llegar a ese lugar interno donde el cuerpo simplemente «es», antes hay que recordarle y mostrarle que ya no necesita correr.

Como ves, hemos recorrido los mapas internos del sistema nervioso: cómo percibe, cómo interpreta, cómo responde. Has comprendido que no basta con decidir estar en calma, ni con racionalizar el estrés en terapia como llevas haciendo hasta ahora, si el cuerpo no está en sintonía. Porque la relajación no ocurre por voluntad, sino por coherencia fisiológica. Y esa coherencia depende de algo más profundo que la intención: depende de cómo el sistema nervioso se comunica con el resto de los sistemas del cuerpo.

Ahora es momento de mirar más allá del sistema nervioso como un ente aislado con identidad propia, porque aunque hemos abordado su autonomía, su rapidez y su irracionalidad, debemos empezar a entenderlo como lo que realmente es: uno de los ejes centrales de una red compleja que involucra a nuestras hormonas y, con ellas, la fertilidad, la salud de nuestra tiroides, el ciclo menstrual, pero también el sistema inmune, la concentración, la energía vital, el descanso, etc.

Este es el momento de ver al sistema nervioso como parte de la red viva que habita el cuerpo. Una red que no entiende de jerarquías, pero sí de coherencia. Porque si no hay sintonía entre los sistemas, lo que emerge no es salud, sino confusión.

Cuando el sistema se desconecta de sí mismo

Cuando el sistema nervioso se encuentra sobreactivado, no solo estamos tensos, cansados o acelerados; esas señales son solo la consecuencia de lo que sucede dentro. Lo que en realidad ocurre es que todo el cuerpo entra en un modo de supervivencia que interrumpe procesos esenciales, porque cuando el sistema se siente amenazado, aunque esa amenaza no sea real, comienza a replegar funciones, y por mucho que no estemos de acuerdo, no se trata de castigo, sino de estrategia: conservar energía, bloquear lo no urgente y garantizar que estemos preparados para huir, pelear o congelarnos. Solo que, en la vida moderna, ese estado puede cronificarse más allá de lo natural y recomendable. Cuando lo hace, la red interna se descoordina, teniendo un impacto en cada uno de los sistemas que la conforman. Veamos algunos de ellos:

1. Digestión: cuando el cuerpo no tiene tiempo de asimilar

Pocas cosas reflejan tan bien esta desconexión como la digestión. El sistema digestivo necesita señales de seguridad para activarse, y cuando estas señales no llegan, reduce drásticamente el flujo sanguíneo, ralentiza la liberación de enzimas, inhibe el peristaltismo, aumenta la permeabilidad, etc. Al mismo tiempo, las fibras simpáticas liberan noradrenalina, que inhibe directamente la actividad del sistema nervioso entérico, lo que dará como resultado hinchazón, digestiones pesadas, gases, estreñimiento o diarreas, acidez o reflujo, incluso pudiendo llegar a generar ciertas intolerancias.

Por eso a muchas personas que llevan meses, o incluso años, con este tipo de síntomas no les funcionan los cambios de alimentación, los tratamientos o los suplementos naturales, y es que no es el alimento el que genera el malestar, sino el contexto interno en el que llega ese alimento, y aunque a veces se intente compensar con enzimas, dieta estricta o probióticos, mientras no se regule esa señal de amenaza de fondo, el cuerpo no conseguirá volver a la calma que necesita para procesar lo que entra.

2. Inmunidad: cuando defenderse deja de ser una prioridad

El sistema inmune, por su parte, también responde a lo que percibe el sistema nervioso. Si este detecta una amenaza constante, prioriza la activación del eje HPA (hipotálamo-hipófisis-adrenal) y libera cortisol, y aunque, como ya hemos visto, esta hormona es esencial para regular la inflamación en momentos puntuales, cuando se mantiene elevada durante semanas o meses, termina suprimiendo la producción de linfocitos, disminuyendo la respuesta de citocinas proinflamatorias y desviando recursos del sistema inmune, haciendo que como consecuencia se debiliten nuestras defensas. El cuerpo deja de responder con claridad: el sistema inmune se «apaga», colocando al organismo en un estado de mayor vulnerabilidad a infecciones, peor respuesta a tratamientos e inflamación crónica descontrolada.

Es habitual ver a personas que enferman con facilidad, tienen infecciones recurrentes o una sensación de inflamación constante, pero cuyos análisis no muestran nada «grave». A veces, el sistema inmune no está fallando: simplemente está agotado de mantenerse alerta, y mientras no cambie la señal que le llega desde el sistema nervioso, no podrá recuperar su capacidad de respuesta ni su inteligencia adaptativa.

3. Hormonas: cuando el cuerpo decide que no es el momento

Si el sistema nervioso interpreta que no es seguro estar, tampoco será seguro gestar, crear o sostener. La fertilidad, el equilibrio menstrual y la función tiroidea son sistemas profundamente sensibles a la percepción de seguridad interna.

El sistema nervioso regula directamente la función hormonal. El estrés activa el HPA, produce cortisol y suprime la liberación de GnRH (hormona liberadora de gonadotropinas) desde el hipotálamo, lo que bloquea la LH/FSH y detiene la ovulación. Esto genera infertilidad, ciclos irregulares o ausencia de menstruación.

También afecta a la tiroides, ya que el exceso de cortisol inhibe la conversión de T4 en la forma activa T3, generando síntomas como fatiga, intolerancia al frío o aumento de peso.

En la menopausia, una sobreactivación nerviosa puede intensificar los sofocos, la ansiedad o las alteraciones del sueño, porque el cortisol desequilibra aún más los estrógenos y la termorregulación.

Reglas que se adelantan o retrasan, menstruaciones más dolorosas, ciclos que se interrumpen, sensación de frío constante, caída de cabello, apatía, dificultad para concentrarse. Muchas veces, estas señales se intentan abordar con medicación, sin ver que en el fondo hay un sistema nervioso que no ha bajado la guardia, que sigue interpretando que el entorno no es favorable para que el cuerpo entre en modo creación, reparación o reproducción.

Por no hablar de los largos y duros procesos de infertilidad, que lejos de visualizarse como una realidad de muchas parejas se sigue tratando en muchos casos como un tema tabú; un tema que es mejor llevar en silencio, logrando que en muchos de los casos suponga un alto coste emocional para la pareja, y especialmente para la mujer. Todo ese estrés añadido no va a favorecer el resultado, por supuesto, pero la realidad de querer llevar a cabo un proyecto vital de esta magnitud y no conseguirlo es tan dolorosa que quiero remarcar una y otra vez que esta información no está aquí para generar culpa o entregarle el derecho a que venga cualquiera a decirte «Cuando os relajéis, llegará», porque ojalá todos y todas tuviésemos un botón que nos permitiese apagar el estrés que se llega a generar en un proceso así.

Si ese es tu caso, solo puedo enviarte a través de mis palabras un abrazo lleno de cariño y comprensión, desearte que te cuides, que os cuidéis, y, sobre todo, que no olvides nunca que lo que necesites tú en cada momento es lo único que importa.

4. Descanso: cuando dormir no es suficiente

Dormir no es lo mismo que descansar, y un sistema nervioso sobreactivado puede permitirte dormir horas, pero sin entrar en fases reparadoras, ya que evita el sueño profundo, reduciendo el REM y aumentando los despertares frecuentes. Porque si la mente está tensa, el corazón late más rápido o los músculos siguen activos, el cuerpo no se permite soltar. El cortisol no baja, la melatonina no sube según el ritmo circadiano natural, y la noche se convierte en un espacio de ruido interno.

Durante la noche, el sueño se organiza en ciclos que se repiten varias veces, como olas que suben y bajan entre distintas profundidades. En las fases ligeras, el cuerpo comienza a relajarse; en la fase profunda, los tejidos se reparan, se consolida la memoria y se regeneran las defensas, y en la fase REM, el cerebro sueña, integra emociones y procesa lo vivido. Cada una cumple una función distinta, y cuando el sistema nervioso está en calma, estas fases se suceden de manera rítmica, como una respiración nocturna que restaura.

Pero muchas personas viven esto a diario: se acuestan cansadas, duermen, pero se levantan igual o más agotadas. Otras no logran conciliar el sueño porque su sistema sigue alerta, esperando una señal que le indique que ya es seguro bajar la guardia. A veces buscamos soluciones externas —melatonina, infusiones, pantallas apagadas, fármacos—, pero hasta que el sistema nervioso detecta condiciones de seguridad (ambiente tónico, respiración adecuada, señales parasimpáticas), el cuerpo no puede bajar la guardia y descansar realmente.

Una red que espera sintonía

Como ves, un sistema nervioso sobreactivado no solo afecta a la mente, sino que desde dentro conecta todas las otras redes del cuerpo y reprograma sus prioridades, se suspende la digestión, se bloquean las hormonas sexuales, se debilita la salud inmune y se desconfigura el descanso. Los síntomas regresan una y otra vez si no se sostiene esa coherencia interna, y aunque puedan parecer síntomas inconexos, generalmente no lo son.

Por tanto, comprender este proceso es comprender que no se trata de «arreglar» un sistema específico, sino de restaurar la red; es un camino de coherencia fisiológica. Cuando recuperamos esa coherencia sistémica —respirando, conectando, recalibrando— a lo largo de días y prácticas amables, cada esfera —digestiva, inmune, hormonal, descanso— puede volver a funcionar con inteligencia y presencia. Esa es la base sobre la que toda recuperación real se construye.

Cuando hablamos de «calmar el sistema nervioso», casi siempre se nos repite lo mismo: respira hondo, medita, haz yoga, date un baño caliente, pon música suave. Son recomendaciones válidas, claro, pero muchas veces resultan insuficientes. Porque cuando el sistema nervioso ha estado mucho tiempo sobreactivado —ya sea por estrés crónico, traumas acumulados o una vida que parece no dar tregua—, esas acciones no bastan. No llegan a tocar el centro real del desequilibrio; es como si intentáramos apagar una alarma de incendios con un susurro: la intención es buena, pero el fuego sigue ahí.

Y es que el sistema nervioso no se calma solo con «relajarse», se calma cuando percibe señales claras, sostenidas y coherentes de que puede hacerlo. Señales que no solo vienen del pensamiento, sino del entorno, del cuerpo, de la nutrición, del movimiento, del vínculo. Por eso, en este capítulo vamos a ir más allá de lo básico y explorar prácticas profundas, respaldadas por la ciencia y sobre todo por la experiencia clínica, que realmente ayudan a rehabilitar el tono vagal (es decir, la fuerza de la actividad del nervio vago), ese puente silencioso que conecta lo que sentimos con la manera como funcionamos. Porque no se trata de desconectar del mundo, sino de aprender a habitarlo sin que nuestro sistema nervioso se mantenga en estado de guerra.

Rehabilitar el sistema nervioso: más allá de respirar y meditar

Hoy sabemos que necesitamos reconectar desde lo más profundo y dar a ese sistema señales sostenibles, coherentes y compasivas. Vamos a ver tres vías para restablecer el tono vagal con inteligencia, basándonos en enfoques que integran cuerpo, mente, nutrición y movimiento consciente:

1. Alimentación que dialoga con el nervio y con la microbiota

Uno de los cambios más transformadores es elegir alimentos que no solo nutran, sino que comuniquen seguridad al sistema nervioso, y para hacerlo hay tres estrategias muy concretas. Te propongo algunos ejemplos que puedes implementar en tu rutina:

- **Consumir alimentos prebióticos y fermentados:** productos como kéfir, chucrut, kimchi o kombucha como probióticos, o patata/boniato (enfriados previamente), plátano verde por su almidón resistente, o puerros, cebolla y ajo si te sientan bien, como prebióticos; te ayudarán a mantener una microbiota diversa y productiva. Esa diversidad produce ácidos grasos de cadena corta (SCFAs), conocidos por su fuerte efecto antiinflamatorio y por su capacidad de mediar la comunicación a través del nervio vago (parte central del eje intestino-cerebro).

- **Incluir grasas de calidad:** el omega-3 que encontramos, por ejemplo, en el pescado azul, promueve la fluidez neuronal y favorece una señalización calmada en el sistema nervioso. También ayuda a disminuir la inflamación, lo que permite que el cuerpo se «sienta atendido» en su nivel más básico. Sin embargo, en la actualidad existe un fuerte desbalance entre el consumo de omega-6 y omega-3. Nuestra dieta moderna —rica en aceites vegetales refinados, procesados y fritos— aporta cantidades excesivas de omega-6, mientras que la ingesta de omega-3 suele ser insuficiente. El equilibrio ideal entre omega-6 y omega-3 (ambos presentes en pescados azules y frutos secos, entre otros alimentos) sería de aproximadamente 4:1 o incluso 2:1, es decir, por cada dos a cuatro partes de omega-6 que ingerimos, deberíamos consumir al menos una parte de omega-3, pero en muchas personas hoy esta relación llega a superar 20:1, lo que favorece estados inflamatorios crónicos.

  En personas con un sistema nervioso muy sobreactivado o con procesos inflamatorios persistentes puede ser muy recomendable ajustar la dieta y suplementar con omega-3 de alta calidad (EPA y DHA) para alcanzar las dosis mínimas necesarias y así restaurar este equilibrio, calmar la inflamación y mejorar la señalización neurodigestiva.
- **Rituales culinarios conscientes:** preparar alimentos en calma, masticarlos despacio, agradecer lo que ponemos en el plato. Estas prácticas alimentarias envían directamente al cuerpo el mensaje de que puede relajarse y abrirse al proceso de asimilar; que es un acto de entrega, aceptación y asimilación, no de rendimiento.

Estos tres ingredientes juntos (microbiota sana, grasas antiinflamatorias y rituales conscientes) empiezan a sintonizar una señal interna de seguridad que rebaja la exigencia corporal.

2. Movimiento con intención, más que ejercicio extenuante

El sistema nervioso no necesita más disciplina, necesita más conexión. Si entendemos que el movimiento no se impone desde fuera, sino que se escucha desde dentro, el cuerpo se mueve con intención, sin exigencia ni automatismo, y eso activa rutas neurológicas que invitan a la regulación, la percepción corporal y la sensación de seguridad.

Moverse así es mucho más que hacer ejercicio: es volver a sentir que el cuerpo es un lugar habitable, y estas son tres formas en las que el movimiento funcional puede convertirse en una herramienta de salud nerviosa.

- **Movimiento con propósito:** no se trata de moverse por moverse, sino de hacerlo con un objetivo. El cuerpo entiende mejor los gestos que tienen un sentido práctico, por ejemplo, correr durante una hora en una cinta sin cambiar de entorno ni estímulo puede ser agotador, porque no ofrece a tu cerebro información útil, real, ni variada. En cambio, cargar y trasladar un objeto, subir unas escaleras con atención o empujar algo pesado activan cadenas musculares funcionales que dan contexto, dirección y coherencia al movimiento. Para tu sistema nervioso, hacer algo con un fin real es mucho más regulador que moverse por cumplir una rutina.
- **Variabilidad en lugar de repetición:** el sistema nervioso se nutre del cambio, no del automatismo. Repetir siempre los mismos ejercicios con el mismo rango y patrón limita la adaptabilidad del cuerpo. Por ejemplo, hacer tres series de

sentadillas exactas puede crear rigidez si no hay exploración. En cambio, variar ángulos, apoyos, superficies o ritmos (como caminar descalzo sobre terrenos irregulares, gatear, arrastrarse o jugar con desplazamientos en diferentes planos) enriquece el mapa corporal. La variabilidad entrena al sistema nervioso a estar presente y a responder mejor a la vida real, que rara vez es predecible.

- **Transiciones conscientes:** la calidad no está solo en el movimiento, sino en el paso entre movimientos. Cómo te levantas del suelo, cómo cambias de postura, cómo entras y sales del gesto…; estas transiciones son oro para el sistema nervioso, porque enseñan continuidad, fluidez y coherencia motora.

En este enfoque, el cuerpo no es una máquina que se entrena, sino un territorio que se habita. Y el movimiento, más que una tarea física, se vuelve una herramienta para regular el sistema nervioso, recuperar el tono vital y reconectar con uno mismo.

3. Activación sensorial: recrear espacios seguros dentro y fuera

Me gusta poner énfasis en cómo el entorno —interior y exterior— impacta profundamente en la regulación nerviosa, por ello te indico a continuación tres herramientas sensoriales que pueden restaurar tu tono vagal:

- **Sonidos que reconcilian:** música suave, agua corriendo, viento entre hojas, pájaros cantando. Estas frecuencias ambientales resuenan en el sistema y bajan los niveles de alerta de forma casi inmediata.
- **Tacto consciente y autorregulatorio:** una caricia lenta en el pecho, automasajes en la zona supraclavicular, apoyarse

en una pared firme…; estos gestos envían señales de apoyo neurosensorial.

- **Texturas que conectan:** pies descalzos en tierra, hierba o arena; un tejido suave natural contra la piel; agua tibia que envuelve el cuerpo. Estas sensaciones físicas arraigan, hacen sentir al cuerpo sostenido y, por tanto, dispuesto a soltar.

Son formas delicadas de recordar al sistema nervioso que ya no está solo, que puede volver a escuchar y responder desde su verdadera naturaleza y equilibrio.

Estas tres herramientas tienen un solo objetivo: restablecer sintonía. En conjunto, estas tres estrategias (alimentación que comunica seguridad, movimiento consciente y estímulos sensoriales reparadores) no son remedios aislados. Son prácticas que hablan directamente al sistema nervioso, desde distintas entradas, y lo hacen con el lenguaje que puede entender: presencia, cuidado, coherencia.

Son prácticas suaves, no exigentes, porque restablecer el tono vagal no es un esfuerzo, sino una forma de recordar quién habita el cuerpo. Solo cuando esa comunicación restituida se sostiene, podemos empezar a reconstruir desde esa calma interna todo lo demás: digestión, sistema inmune, hormonas y descanso.

Sentir es un acto de valentía fisiológica

Hay algo en el sistema nervioso que no se deja domesticar. Algo ancestral, sutil y profundamente sabio que no responde a argumentos ni se convence con discursos. Porque su lenguaje no es el de las palabras, sino el de la sensación. No habla en futuro ni en pasado. Solo conoce el presente. Solo responde a la pregunta más antigua del cuerpo: ¿Es seguro estar aquí?

Y tal vez por eso nos cuesta tanto habitarlo. Porque llevamos vidas que nos empujan a resolver, a entender, a racionalizarlo todo, a poner etiquetas a lo que sentimos, a explicarlo con lógica, a archivarlo en algún lugar mental que nos dé la ilusión de control. Pero hay cosas —las más profundas, las más verdaderas— que no pueden ser comprendidas. Solo pueden ser sentidas. Y en ese abismo entre lo que entendemos y lo que sentimos es donde muchas veces perdemos el equilibrio.

El sistema nervioso no te pide que lo comprendas como un manual, te pide que lo escuches como a una criatura viva, que reconozcas cuándo tiembla, cuándo se cierra, cuándo se endurece; no como un error, sino como una estrategia de supervivencia. Porque eso es lo que ha hecho todo este tiempo: protegerte, aunque tú no lo supieras, aunque tú solo sintieras ansiedad, insomnio, tensión, niebla mental… Cada uno de esos síntomas no eran otra cosa que una señal: «Aquí no me siento a salvo».

Y, cuando dejamos de juzgar al cuerpo por lo que no logra hacer, y empezamos a agradecerle que nos haya sostenido incluso en la desconexión, ahí empieza la transformación, no por imposición, sino por reconciliación.

Sentir no es rendirse. Sentir es volver a casa. Es permitirle al cuerpo que diga lo que la mente aún no ha podido aceptar. Es crear espacio para la emoción, para el temblor, para el vacío y para los nudos. No para entenderlo, sino para sostenerlo, porque hay procesos que no necesitan explicación, sino compañía, y eso solo se puede ofrecer desde el cuerpo presente, desde la escucha encarnada de que ahora sí hay alguien que lo cuida.

Y es ahí donde el sistema nervioso empieza a relajarse: no cuando todo está en orden fuera, sino cuando dentro dejamos de exigirle que actúe como si nada doliera, cuando dejamos de medirnos en productividad, cuando en lugar de pedirle rendimiento, le damos descanso, cuando soltamos el control y simplemente nos quedamos.

Entonces, poco a poco, los músculos ceden. La respiración baja. La mirada se ablanda. El estómago ya no se contrae. El pecho deja de luchar contra el aire. Y esa fluidez que empieza a surgir no viene de un esfuerzo, sino de una confianza restaurada. Como si el cuerpo recordara, en lo más hondo, que puede abrirse sin que algo malo ocurra.

Esa es la verdadera valentía: permitirnos sentir. Porque sentir es exponerse, es abrir la compuerta interna sin garantías, es dejar de pilotar y confiar. Y eso —en un cuerpo que ha vivido en alerta durante tanto tiempo— es un acto de coraje fisiológico. Sentir implica que el sistema nervioso ha encontrado el mínimo necesario de seguridad para no huir, lo cual, en los tiempos que corren, ya es un milagro.

Quizás por este motivo el sistema nervioso no se educa desde el control, sino desde el vínculo, desde la coherencia, desde el gesto suave que dice: «No tienes que estar listo para todo, no tienes que sobrevivir todo el tiempo, puedes empezar a vivir». Y cuando ese mensaje se sostiene, cuando se integra, el cuerpo empieza a creerlo, y entonces todo lo demás —la digestión, la concentración, el descanso, la creatividad— deja de resistirse, porque la raíz ya no teme brotar.

Y algo cambia, no de golpe, no por arte de magia, pero sí por presencia. Porque, cuando el cuerpo empieza a sentir que ahora sí es seguro, no necesita seguir defendiéndose, y ahí es cuando llega la verdadera sanación: no como meta, sino como estado, como esa quietud silenciosa en la que, por fin, dejamos de correr.

Y volvemos —sin ruido, sin culpa— al lugar donde todo empezó: al cuerpo como raíz que siente. Porque sentir no es una debilidad que hay que trascender, es una sabiduría que hemos olvidado y que ahora, por fin, estamos recordando.

Después de recorrer juntos el cuerpo como una red viva —donde digestión, inmunidad, hormonas y sistema nervioso no son compartimentos estancos, sino partes de una misma conversación—, quizás empiece a quedar más claro por qué tantas estrategias aisladas no funcionan. Porque, cuando un sistema se altera, ninguno de los otros queda indiferente. Todo se toca, todo se traduce, todo se adapta. Esta red que nos habita no actúa por partes: actúa por conexión y entender eso nos devuelve la perspectiva.

Sin embargo, hay algo que no podemos olvidar: esta red no solo responde a lo que comemos o al estrés que vivimos, sino también a la calidad de luz que nos rodea, al agua que nos atraviesa, al suelo que pisamos, al ritmo que sostenemos y, sobre todo, a cómo miramos la vida que estamos viviendo.

Porque, si bien los sistemas internos están profundamente entrelazados, también lo están con el entorno, con lo invisible, con lo que a veces no registramos, y es ahí, en ese plano más sutil pero no menos real, donde se juegan muchas de las claves que hoy hemos olvidado. Justamente por ello, ahí es adonde quiero llevarte ahora.

Porque, tal vez, el próximo paso no sea comprender más, sino **ver mejor.**

6

Sentido de la vista: el metabolismo de lo sutil

Ya estamos llegando al final del camino, gracias por acompañarme hasta aquí. Antes de despedirnos, me gustaría que cerrases este viaje adquiriendo una mirada nueva, una perspectiva distinta a la que tenías cuando comenzaste. Quiero que, gracias a tu sentido de la vista, comprendas que cambiando la mirada puedes cambiar también ciertos aspectos de la red. ¿Te atreves a mirar con ojos nuevos?

Volver a mirar: la luz que nos sostiene desde lo invisible

Cuando una persona llega por primera vez a consulta, suele hacerlo con una mezcla de esperanza y cansancio. Trae consigo una lista extensa de síntomas, un historial de pruebas médicas, dietas restrictivas, análisis funcionales, intolerancias, nombres de bacterias, niveles de cortisol, marcadores inflamatorios... y una bolsa invisible, pero pesada, llena de esfuerzo, dinero gastado y frustración.

Es común ver que ya han hecho de todo: han dejado el gluten, los lácteos, el azúcar. Han probado suplementos con nombres impronunciables, enzimas digestivas, adaptógenos (plantas que ayudan al cuerpo a adaptarse al estrés), probióticos. Algunos traen aparatos de última generación: parches, anillos, pulsómetros, y no está mal, me parece incluso comprensible. Cuando uno no se siente bien, busca; y en un mundo donde la salud se ha convertido también en mercado, es fácil perderse en el catálogo interminable de soluciones prometidas.

Pero lo que me sigue sorprendiendo —y doliendo un poco— es cómo, entre tanto ruido, lo esencial se vuelve invisible.

Porque cuando el foco está puesto únicamente en lo externo —en el «¿Qué más necesito tomar?»—, rara vez nos detenemos a mirar qué es lo que ya está, pero hemos dejado de ver. Y por eso en este capítulo hago un llamamiento al sentido de la vista. No porque vayamos a hablar de la retina o del nervio óptico, sino porque creo que la verdadera crisis no está solo en los síntomas, sino en la forma en que estamos **mirando** la salud.

Miramos demasiado afuera, y casi siempre desde la urgencia. Nos obsesionamos con optimizar, medir, controlar..., pero no vemos que, a menudo, lo que el cuerpo necesita no se compra ni se encapsula, se siente.

La salud de verdad no es sofisticada, en realidad es bastante predecible, y por eso pasa desapercibida en un mundo que premia lo visible, lo inmediato, lo cuantificable. Pero la base de una salud verdadera está en lo otro: en lo que parece simple, pero es esencial, en lo que ha estado siempre ahí, silencioso, natural, gratuito y profundamente lógico.

Este capítulo es una invitación a recuperar esa mirada. A volver a ver la luz del sol como medicina. El frío como aliado. El agua como memoria. La tierra como cargador. La pausa como nutrición y la coherencia interna como la forma más elevada de salud.

Porque quizás no necesitamos más estrategias, sino más presencia y orden. Quizás no nos falta información, sino visión. Y quizás sanar no sea tanto un camino de adquisición como de depuración. De quitar lo que sobra, para por fin ver lo que importa.

¿Cómo lograr cambiar nuestra mirada? Te propongo que empecemos con los 8 hábitos que, sí o sí, deben formar parte de tu vida si quieres tener salud. Te los mostraré a continuación por orden de importancia:

Mis 8 básicos para recuperar tu salud

1. El alimento más invisible: las impresiones

No solo comemos con la boca. Comemos con los ojos, con los oídos, con la piel, con la respiración, con la atención. Comemos a través de cada experiencia que entra en nosotros y deja huella, y, aunque nos han enseñado a pensar en la comida como el único sustento del cuerpo, hay una visión más amplia, más lógica y más verdadera de lo que significa «alimentarnos».

G. I. Gurdjieff, maestro espiritual y observador agudo de la naturaleza humana, hablaba de tres tipos de alimento:

1. **Las impresiones,** que entran por los sentidos y la conciencia.
2. **El aire,** que entra por la respiración.
3. **El alimento ordinario,** que entra por la boca.

Lo revolucionario de su mirada era que el alimento más importante se trataba de las impresiones, porque aunque podemos sobrevivir días sin comer y minutos sin respirar, ni un solo instante dejamos de recibir impresiones; aunque lo intentes, es imposible. Cada imagen que vemos, cada palabra que escuchamos, cada vibración que nos atraviesa, cada gesto que percibimos…; todo ello también se digiere. Y, como todo lo que se digiere, puede nutrir o intoxicar.

Vivimos en un mundo saturado de estímulos: pantallas, redes, noticias, notificaciones, conversaciones rápidas, ruido visual, ruido emocional, ruido mental, y, sin darnos cuenta, muchas veces empezamos el día haciendo *scroll*, incluso antes de tomarnos el desayuno. Consumimos más impresiones que alimentos, y lo hacemos sin presencia, sin pausa y sin filtro, como si no importara.

Pero importa.

Porque, igual que no comeríamos cualquier cosa, tampoco deberíamos dejar entrar cualquier impresión sin preguntarnos si podemos, queremos y necesitamos realmente digerirla.

Una conversación hostil, una crítica injusta, una pérdida que no se lloró, una escena que nos removió, una emoción que no tuvo lugar para asentarse, contenido vacío en redes sociales... Todo ello, si no se procesa, se acumula, y lo que se acumula sin digerir, se inflama. En el cuerpo. En la mente. En el alma.

De ahí la importancia de cultivar momentos de silencio, contemplación, recogimiento, de hacer pausas no solo para descansar el cuerpo, sino también para permitirnos masticar lo vivido. Las oraciones, las meditaciones, los rituales íntimos que a veces tachamos de «espirituales» son, en realidad, formas de digestión sutil. Formas de metabolizar lo invisible.

Y aquí es donde entra una palabra que resuena cada vez más, pero que pocas veces nos detenemos a llevar a cabo de verdad: **coherencia.**

Vivimos tiempos donde la información es abundante, pero la coherencia escasea. Donde sabemos lo que deberíamos hacer, pero no podemos sostenerlo. Donde repetimos frases como «Escucha a tu cuerpo» mientras seguimos ignorando susurros esenciales, anestesiados por el ruido. Donde decimos que buscamos salud, pero lo hacemos con los mismos patrones de exigencia, control y desconexión que nos enfermaron.

La coherencia no es perfección, no es hacerlo todo bien, es alineación y sinceridad interna. Es cuando lo que sientes, lo que piensas, lo que dices y lo que haces por fin se reconocen entre sí, y esa alineación tiene un efecto fisiológico real.

Cuando estamos en coherencia, el sistema nervioso se regula, el corazón encuentra un ritmo armónico, la digestión fluye, las hormonas bajan su alerta, la mente se aclara. La fisiología responde porque reconoce que estamos seguros, que hay un sentido, que no estamos divididos, que no hay lucha interna entre lo que sentimos y lo que mostramos, entre lo que necesitamos y lo que damos, entre lo que deseamos y lo que permitimos, y entonces la red hace lo que tiene que hacer: funcionar y adaptarse constantemente en busca de su propio equilibrio.

Pero vivir en coherencia requiere mirar lo que a veces evitamos.

Nos obliga a preguntarnos: «¿Estoy viviendo desde mi verdad o desde la expectativa?, ¿Estoy escuchando mi cuerpo o imponiéndole una estrategia?, ¿Estoy actuando desde la conexión o desde la compensación?».

Y estas preguntas no se responden desde la mente, sino que se sienten en el cuerpo. Porque la incoherencia duele, y a veces no se nota en el discurso, pero sí en la piel, en el insomnio, en el nudo en el estómago, en ese síntoma recurrente que vuelve como un espejo insistente. La incoherencia interna genera fricción, y la fricción sostenida genera inflamación.

Por eso experimento y veo en consulta cada día cómo la coherencia es una de las formas más relevantes en salud, y no es un estado ideal al que llegar, sino un camino que se va afinando a cada paso. La digestión de las impresiones —aquello que sentimos, pero no pudimos nombrar; eso que nos atravesó sin pausa, eso que atraviesa nuestra retina a cada instante— es una de las claves para recuperarla.

Cuando dejamos que la vida nos atraviese sin tiempo para ser digerida, acumulamos, como te decía, y lo acumulado se enquista: en la fascia, en la mente, en el estómago, el colon, en el ánimo. Es entonces cuando el cuerpo empieza a hablar en otro idioma, aparecen los síntomas como intentos de reordenar lo no integrado, y ahí, muchas veces, entramos en una lucha con el cuerpo, cuando lo que está pidiendo no es corrección, sino coherencia.

Volver a la coherencia requiere volver al momento presente. Porque solo se puede ser coherente **ahora.**

No es un ideal proyectado en el futuro, es una práctica encarnada, es darte cuenta de cómo estás. Qué necesitas. Qué estás evitando y, sobre todo, de si lo que estás haciendo está al servicio de lo que realmente importa.

Coherencia no es solo «ser tú mismo». Es poder estar en ti sin traicionarte, sin adaptarte tanto al otro, a lo de fuera constantemente. Cuando una impresión no puede ser digerida, se encapsula en forma de tensión, y es que cada una de esas experiencias deja una huella, y por eso es ahí donde el silencio se vuelve medicina. Donde algo tan sencillo como una pausa, una oración, la escritura, la contemplación, la escucha, se convierten en verdaderos digestivos emocionales.

Una persona coherente no es quien lo ha resuelto todo, sino quien ha aprendido a no negarse a sí misma, quien reconoce lo que hay y camina desde ahí; quizás por eso, en el fondo, ver con claridad es una forma de coherencia. Porque, cuando vemos lo que es —sin máscaras, sin excusas, sin prisas— algo en el cuerpo se organiza, se desinflama y se apacigua.

Por eso este capítulo empieza con el sentido de la vista; no para hablar de lo que entra por los ojos, sino para recordar que lo más importante de la vida no se ve con los ojos abiertos, sino con esa percepción que solo florece cuando bajamos el volumen del mundo.

2. El clima como aliado: sol, frío y verdad

Muchas veces nos definimos con frases que parecen inocentes, pero que revelan más de lo que creemos: «Yo soy friolera», «Yo no tolero el calor», «Necesito estar siempre tapada», «No soporto el invierno», «A mí el sol me agota», y, sin darnos cuenta, esas etiquetas se vuelven una forma de identidad. Nos alejamos de la exposición al entorno natural porque creemos que nuestro cuerpo «es así», cuando en realidad, muchas veces, nuestro cuerpo «está así».

Estar desvinculados del clima nos ha hecho olvidar algo esencial: el cuerpo humano está diseñado para adaptarse al entorno, no para aislarse de él.

La capacidad de termorregulación —ese delicado arte fisiológico por el cual mantenemos el equilibrio térmico interno a pesar de los cambios externos— no es un lujo, sino un mecanismo ancestral de supervivencia y regeneración, y como cualquier capacidad biológica, si no se entrena, se atrofia.

Cuando vivimos siempre a 22 grados, bajo techo, con ropa térmica, calefacción en invierno y aire acondicionado en verano, lo que estamos haciendo es impedirle al cuerpo el contacto necesario con las señales que lo calibran. Nos volvemos menos tolerantes, más dependientes del control externo, más vulnerables a los cambios sutiles.

Pero cuando nos exponemos —de forma progresiva, amable, sin forzar— a la variabilidad térmica natural, algo empieza a despertar. La piel se vuelve más receptiva, el sistema cardiovascular mejora, las mitocondrias aumentan su eficiencia, y el sistema inmunológico se refuerza.

Y entonces, ya no es solo el frío o el calor lo que nos afecta, es cómo aprendemos a dialogar con ellos.

El sol, por ejemplo, no es solo una fuente de luz: es información. Cuando la piel recibe luz solar —especialmente la del espectro completo que solo se obtiene en el exterior—, se activa un complejo entramado de respuestas biológicas. La producción de vitamina D es solo una de ellas, pero también se liberan óxido nítrico (que mejora la circulación), se estimula la secreción de melatonina en las horas posteriores, se sincroniza el reloj biológico interno (ritmo circadiano) y se modulan neurotransmisores clave, como la serotonina, entre otros.

Además, a nivel celular, la luz natural actúa como una fuente de energía que reactiva nuestras mitocondrias, las pequeñas centrales eléctricas de cada célula. Ciertas frecuencias de luz —sobre todo el rojo y el infrarrojo cercano— estimulan los procesos que producen energía, ayudando al cuerpo a funcionar con más vitalidad. En otras palabras: cuando recibimos luz natural, el cuerpo literalmente se enciende desde dentro.

Y, si hablamos del frío, ocurre algo similar: la exposición breve y controlada al frío —como caminar descalzos en tierra húmeda, ducharse con agua fría o salir sin abrigo un rato en invierno— genera adaptaciones potentes. Aumenta la termogénesis (producción de calor), activa la grasa parda (un tipo de tejido cuya función principal es generar calor a través de la quema de energía en lugar de almacenarla), estimula la producción de noradrenalina (que mejora la atención, la motivación y el estado de ánimo) y reduce la inflamación crónica.

Además, en estados de frío controlado, las mitocondrias también se adaptan: aprenden a funcionar con más eficiencia, a gestionar mejor el oxígeno y a reducir el estrés oxidativo.

Desde un punto de vista más sutil, podríamos decir que el frío nos obliga a estar presentes, afinar el cuerpo, entrar en contacto con su vulnerabilidad, al mismo tiempo que entra en contacto con su poder.

Porque un cuerpo que nunca tiembla, nunca se entrena, y un cuerpo que nunca se expone, nunca se fortalece. Y, ¡ojo!, no se trata de forzarnos ni de competir con el clima, se trata de reconciliarnos con él, de dejar de verlo como un enemigo a controlar, y empezar a percibirlo como un ritmo que nos recuerda que estamos vivos.

Nuestros antepasados lo sabían. Sabían cuándo caminar descalzos, cuándo bañarse en ríos fríos, cuándo asolearse sin miedo. Sabían que el cuerpo aprende del entorno y que ese aprendizaje no ocurre en un laboratorio, ni en un apartamento con el termostato puesto todo el año, sino en el mundo real.

Hoy, con todos los avances científicos que tenemos, apenas estamos redescubriendo algo que la biología siempre supo: la salud se cultiva con exposición, no con evasión.

Por eso, cuando el sol te toque, déjalo tocar. Cuando el frío llegue, no corras a esconderte. Permítete, aunque sea unos minutos al día, salir al mundo sin intermediarios.

Porque, como podría decir la piel, un cuerpo sin sol es un cuerpo sin historia. Y un cuerpo que no tiembla con el frío, olvida que está vivo.

3. Días brillantes, noches oscuras: fotones que ordenan la vida

La vida tiene memoria de luz. Aunque lo olvidemos, somos organismos diseñados para leer el cielo. Durante miles de años, el amanecer marcó el inicio del movimiento, del alimento, de la actividad, y el atardecer anunció el descanso, el recogimiento y el silencio, pero en pocas generaciones hemos pasado de vivir a cielo abierto a encerrarnos en casas, oficinas y gimnasios, donde la única luz que vemos es la de una pantalla o un fluorescente. Nos parece normal, pero el cuerpo sigue siendo antiguo, y en su biología aún late la necesidad de ver el sol salir y ponerse para saber y situarse en el tiempo en el que se encuentra.

El ritmo circadiano —ese orden interno que regula cuándo digerimos mejor, cuándo producimos hormonas, cuándo estamos atentos o somnolientos— no se programa con relojes digitales ni con agendas, sino que se calibra con la luz. Cada fotón que entra en la retina no es solo visión; es información que viaja hasta una pequeña estructura en el hipotálamo llamada «núcleo supraquiasmático», y allí, como un director discreto, se ajusta el compás del día y de la noche. Desde ese centro parten señales químicas que alcanzan todos los órganos: el hígado que regula el metabolismo, el intestino que organiza su motilidad, las glándulas que deciden si liberar cortisol o melatonina. Nada queda fuera de esta orquesta luminosa.

Lo sorprendente es la magnitud de la diferencia entre lo que vemos fuera y lo que creemos ver dentro. Al aire libre, incluso un día nublado, la intensidad de la luz puede ser cien veces mayor que la de una lámpara de interior, y aunque a nuestros ojos puede parecerles lo mismo, a las células no se lo parece. El cuerpo necesita esa fuerza para encender de manera nítida sus relojes internos. Cuando pasamos los días entre paredes, la señal que recibe es débil, confusa, como si nunca llegara el verdadero día, y por la noche ocurre lo contrario: no dejamos que oscurezca. Nos rodeamos de pantallas y bombillas que emiten luz azul y blanca, el mismo espectro que el cerebro interpreta como mediodía. Así, mientras el cuerpo intenta preparar el sueño, la luz artificial le dice que siga despierto. No es casualidad que durmamos peor que nunca: la melatonina, hormona de la noche, queda bloqueada, y sin ella no hay descanso profundo ni reparación celular.

Algunos estudios recientes muestran que quienes se exponen a la luz natural en las primeras horas del día no solo duermen mejor, sino que tienen menos riesgo de ansiedad y depresión, y no es difícil entender por qué: la luz de la mañana estimula la serotonina, el neurotransmisor del ánimo, y al mismo tiempo prepara la liberación de melatonina para la noche siguiente. Es como si el amanecer sembrara la semilla del sueño reparador que recogeremos al final del día. Del mismo modo, quienes ven el atardecer permiten que el cuerpo sepa con claridad que la jornada terminó, que puede descender el ritmo, bajar la temperatura corporal y entregarse sin resistencia al descanso.

Lo llamamos «higiene del sueño», pero es más radical y más sencillo: es higiene de luz. Dormimos mal no porque nos falte voluntad, sino porque hemos desordenado la señal más básica que tenemos para orientarnos en el tiempo: la alternancia de claridad y oscuridad. El cuerpo no necesita fórmulas complicadas; necesita que le mostremos el cielo.

Hace poco, un paciente me confesaba que no recordaba la última vez que había visto un amanecer. Tenía suplementos para dormir, gafas especiales para filtrar pantallas, relojes que medían sus fases de sueño, pero no había salido una sola mañana a dejar que sus ojos se llenaran de la luz naciente. Lo que más me impresionó fue darme cuenta de que a muchos nos pasa lo mismo: queremos descansar, pero no dejamos que la noche llegue de verdad y nos resistimos con la luz de una bombilla; queremos energía, pero no permitimos que el sol nos toque, como si la tecnología pudiera sustituir a la simpleza de abrir una ventana al alba.

La luz natural no se compra ni se encapsula; siento decirte que no hay dispositivo que la imite; la diferencia entre una lámpara y el sol no está solo en la cantidad de luz, sino en la riqueza de su espectro. La luz del día trae longitudes de onda que afinan enzimas mitocondriales, que encienden la producción de energía, que ordenan la liberación de hormonas. La oscuridad de la noche, en cambio, es fértil en descanso; sin ella, la reparación queda incompleta, el sistema inmune no regula su memoria, la digestión no se aquieta y la mente no se vacía.

En la práctica, no se trata de complicarnos, sino de volver a mirar. Permitirnos ver el amanecer, aunque sea unos minutos, dejar que el atardecer nos alcance sin prisas, bajar la intensidad de la casa cuando se va el sol, apagar pantallas antes de dormir. Son gestos pequeños, pero que devuelven al cuerpo el lenguaje que reconoce, y en esa coherencia los síntomas comienzan a moverse: menos inflamación, más energía, mejor ánimo, un descanso que nutre en lugar de agotar.

La luz natural no es un lujo, porque no viene con factura al final de mes, y es el idioma más antiguo que conoce nuestro cuerpo. Cuando le damos días brillantes y noches oscuras, cuando dejamos de confundirlo con mediodías eternos de pantalla, el cuerpo no tarda en recordarnos lo que siempre supo: cómo vivir en orden.

4. Pisar la tierra: volver a tener cuerpo

«Me despierto cansada, aunque haya dormido ocho horas. Me muevo con torpeza porque las articulaciones me duelen desde temprano. Camino hasta el coche como quien arrastra una armadura. Llego a la oficina, me paso el día frente a la pantalla, bebo café para engañar a la fatiga y vuelvo a casa con la sensación de que el cuerpo me pesa más de lo que debería. Así eran mis días: repetitivos, densos, como si estuviera viviendo del cuello hacia arriba, arrastrando unos huesos inflamados. Me siento como cargada de una electricidad que no me pertenece». ¿Te suena? Así me sentí yo también en un momento dado de mi vida y la propuesta que recibí por parte de un profesional fue la de salir al jardín y caminar descalza sobre la tierra. Ante esta propuesta, yo sonreí por dentro con cierto escepticismo. Había probado medicamentos, suplementos, protocolos de alimentación, reposo, pero nada parecía realmente eficaz. ¿Cómo iba a marcar la diferencia apoyar mis pies en el suelo? Pero aquella tarde, ya sin nada que perder, lo hice. Me quité los zapatos, puse los pies en la hierba todavía húmeda y esperé.

Los primeros minutos no sentí gran cosa. Estaba más pendiente de lo ridículo que me parecía aquello que de la experiencia en sí. Pero, al cabo de un rato, algo se aflojó. No fue que desapareciera el dolor, pero sí una tensión interna que llevaba mucho tiempo instalada. Como si se descargara un peso que no sabía que estaba sosteniendo. Aquella noche dormí del tirón por primera vez en meses. A la mañana siguiente, la rigidez matutina no había desaparecido del todo, pero era más liviana. Me dije: «Quizás aquí haya algo más de lo que pensaba».

Te adelanto que este hecho está basado en la pura fisiología. El *grounding* —o *earthing*, como se estudia en la literatura científica— se basa en un principio eléctrico sencillo: la tierra está cargada de electrones libres que pueden transferirse al cuerpo humano en cuanto hay contacto directo, regulando la bioelectricidad de nuestras células. Existen numerosos estudios que demuestran que dormir conectado a tierra reducía el dolor y mejoraba la calidad del sueño en pacientes con inflamación crónica.

A nivel biológico, sabemos que la inflamación está íntimamente relacionada con el exceso de radicales libres. Los electrones de la tierra funcionan como antioxidantes naturales: neutralizan esos radicales, reducen la inflamación y estabilizan el llamado «potencial zeta» de la sangre. Este potencial es el que mantiene a los glóbulos rojos separados, fluidos, y evita que se apelmacen y dificulten la circulación. En estudios de microscopía en vivo, tras solo cuarenta minutos de contacto con la tierra, se observó que los glóbulos rojos recuperaban su separación y fluidez, lo que reduce la viscosidad sanguínea y mejora la oxigenación de los tejidos.

Además, el *grounding* tiene un efecto profundo sobre la red de colágeno que recorre el cuerpo. El colágeno es piezoeléctrico, es decir, responde a presiones y cargas eléctricas, funcionando como un sistema de comunicación entre las células. Cuando nos conectamos a la tierra, este entramado de colágeno transmite mejor la información bioeléctrica, afinando el diálogo entre los tejidos.

Y aquí aparece la paradoja de nuestro tiempo: vivimos rodeados de campos electromagnéticos artificiales —wifi, *routers*, antenas, dispositivos que nunca descansan— que distorsionan la bioelectricidad natural del cuerpo. Nos movemos en un mar de frecuencias que no existían para nuestros abuelos, y que el cuerpo intenta compensar a costa de inflamación, insomnio y fatiga. El simple gesto de apoyar los pies en el suelo, sobre la tierra, se convierte entonces en un acto de higiene eléctrica. Una manera de liberar el ruido que acumulamos, de devolverle al organismo la referencia de su frecuencia original, un acto tan sencillo como poderoso para nuestra salud.

Hoy miro hacia atrás y pienso en aquel paciente, en cómo cambió su forma de relacionarse con el dolor al volver a poner los pies en la tierra, literalmente. Pudo experimentar cómo caminar descalzo dejó de ser un experimento para convertirse en un ritual. Cada mañana, antes de mirar el móvil, salía al césped. Cada tarde, al regresar del trabajo, repetía el gesto. Mes a mes, el dolor articular perdió protagonismo, la inflamación se volvió manejable y, lo más importante, él dejó de vivir en guerra con su propio cuerpo.

Porque cada paso descalzo no es solo un gesto antiguo, es un cable de conexión directa a tierra, es una invitación a bajar del ruido eléctrico, a habitar de nuevo la carne.

Quizás la verdadera modernidad no esté en los *gadgets* más sofisticados, sino en el acto más sencillo que tenemos a nuestro alcance: recordar que el cuerpo pertenece a la tierra y que, al tocarla, vuelve a su regazo, al regazo de la madre tierra.

5. Tres comidas con sol: alimentar el reloj interno

Comer no es solo llenar el estómago, es enviarle un mensaje al cuerpo, porque cada bocado es también un marcador de tiempo: una señal que le dice a la biología «Es de día, puedes activarte» o «Es de noche, es momento de reparar».

En consulta lo veo a menudo: muchas personas no tienen un problema con lo que comen, sino con cuándo lo comen. Pican a todas horas, mantienen al sistema digestivo trabajando sin pausa, y luego se sorprenden de vivir con cansancio, inflamación, gases, digestiones pesadas o insomnio. Es como si tuvieran una orquesta tocando sin director, cada instrumento entrando y saliendo sin concierto. El resultado: caos digestivo.

El cuerpo necesita pausas, ya que entre comidas el sistema digestivo activa un mecanismo llamado «complejo motor migratorio»; una especie de «escoba interna» que recorre el intestino en olas, limpiando restos de alimentos y bacterias, evitando que se acumulen y fermenten en exceso, pero este mecanismo solo se enciende si dejamos un espacio de reposo real, sin picoteos. Basta un sorbo de café con leche, una fruta mordida o un puñado de frutos secos para interrumpir ese ciclo, y si nunca se completa, la consecuencia es una digestión siempre a medias, con fermentación excesiva, gases, sobrecrecimiento bacteriano y sensación de pesadez crónica.

El ayuno entre comidas no es un castigo; es parte de la digestión misma.

Pero, además de este *reset* mecánico del intestino, la pausa alimentaria activa procesos celulares muy importantes. Durante el ayuno, las mitocondrias —nuestras centrales energéticas— mejoran su eficiencia: aprenden a generar energía con menos residuos. Se activa la autofagia, un mecanismo de reciclaje que limpia proteínas dañadas y orgánulos viejos, como una brigada interna de reparación. También se modula la sensibilidad a la insulina, permitiendo que las células reciban mejor la glucosa la próxima vez que comamos.

Un cuerpo que nunca descansa de digerir termina perdiendo flexibilidad metabólica y vive en modo acumulación, incapaz de usar sus reservas, siempre con hambre y, por supuesto, siempre cansado. En cambio, cuando respetamos los espacios entre comidas, el metabolismo recupera esa plasticidad natural que nos permite alternar entre usar glucosa o grasa como combustible, según lo que el momento requiera.

Ahora bien, ¿qué nos impide darle esas pausas al cuerpo?

Aquí aparece el contexto actual. No vivimos solo rodeados de comida, sino de estímulos de comida. Cada vez que abrimos Instagram, Facebook o TikTok y aparece un vídeo de recetas, pasteles brillantes o hamburguesas perfectas, nuestro cerebro activa los mismos circuitos de recompensa que si estuviéramos oliendo ese alimento en la mesa. La dopamina se eleva, el deseo se enciende y confundimos esa respuesta a esa impresión con «hambre real». Lo mismo ocurre cuando pasamos por una panadería y vemos la vitrina iluminada, o cuando un cartel de comida rápida invade la carretera con imágenes cuidadosamente diseñadas para despertar el antojo.

Nuestro sistema nervioso no distingue fácilmente entre comida real y estímulo de comida. Y cada una de esas señales visuales dispara una cascada fisiológica: aumento de grelina (hormona del hambre), activación del núcleo accumbens (circuito de recompensa), salivación anticipatoria, pequeños picos de insulina... Y, todo esto, incluso aunque hayas terminado de comer hace poco.

En otras palabras: no solo comemos con la boca, comemos con los ojos, y en la era digital, los ojos nunca dejan de recibir impresiones de banquetes invisibles.

Por eso tantas personas viven en un estado de hambre constante que no responde a la biología, sino a la sobreexposición de estímulos. El cuerpo en realidad no pide comida; pide silencio.

Aquí la luz vuelve a ser maestra. Comer mientras el sol está presente no es solo un acto cultural; es pura biología. Nuestro reloj interno —los ritmos circadianos de los que hemos hablado ya anteriormente— se regula con dos señales principales: la luz y la comida. Si comemos de noche, cuando el cuerpo debería estar secretando melatonina para reparar tejidos, confundimos al sistema. La digestión se vuelve más lenta, la glucosa se maneja peor, el hígado trabaja forzado y el sueño se fragmenta.

En cambio, cuando los horarios de comida se alinean con la luz solar, el cuerpo recibe una señal clara: ahora toca usar energía, y más tarde, cuando oscurezca, toca guardarla y reparar. Comer con sol es darle coherencia al cuerpo.

Un estudio reciente mostró que comer en una ventana temprana del día —terminando la última comida a media tarde— mejora la sensibilidad a la insulina, reduce la presión arterial y favorece la pérdida de peso, incluso sin cambios en la dieta. Otros trabajos en crononutrición también lo confirman: no es lo mismo cenar a las ocho de la tarde que a medianoche, aunque sea el mismo plato.

He visto que, cuando las personas dejan de picotear y empiezan a cenar temprano, el sueño mejora, la inflamación baja y el ánimo se estabiliza. Lo que antes parecía hambre constante muchas veces no era necesidad real, sino un cuerpo confundido por señales mezcladas.

Por ello, quiero indicarte a continuación qué procesos suceden en tu cuerpo según las horas de ayuno y a quién podría beneficiar cada uno de ellos. Si quieres iniciarte en ayunos profundos te recomiendo que lo consultes con el profesional de la salud que te esté acompañando.

Horas de ayuno	Mecanismos principales	Posibles beneficios / aplicaciones
4–6 h	Disminución de la glucosa circulante. Comienza a bajar la insulina. El cuerpo empieza a usar glucógeno hepático como energía.	Útil en personas con resistencia a la insulina, síndrome metabólico, hipoglucemias reactivas. Mejora digestión y descanso digestivo básico.
12 h	Glucógeno hepático casi agotado. Inicio de la lipólisis (uso de grasa como energía). Descenso más sostenido de insulina.	Beneficioso en hígado graso, obesidad, síndrome metabólico. Primeros efectos antiinflamatorios.
16 h	Aumenta la cetogénesis (cuerpos cetónicos como energía). Activación de genes relacionados con reparación celular temprana.	Bueno para regulación del peso, claridad mental, mejora en sensibilidad a la insulina, prevención del alzhéimer.
24 h	Activación clara de autofagia (reciclaje celular). Disminuye inflamación sistémica. Mejora función mitocondrial.	Útil en endometriosis, enfermedades autoinmunes, inflamación crónica. Puede mejorar marcadores en dolor articular.
48 h	Autofagia más intensa. Disminución de IGF-1 (factor de crecimiento). Aumento de células madre hematopoyéticas (renovación inmunológica).	Interesante en casos de inmunosenescencia (sistema inmune envejecido), recuperación de quimioterapia, enfermedades inflamatorias graves.
72 h	Renovación profunda del sistema inmune. Pico de células madre. Restablecimiento del equilibrio metabólico.	Beneficioso en patologías autoinmunes, reactivación del sistema inmune, regeneración tisular. Puede apoyar terapias oncológicas bajo supervisión.

En el fondo, el mensaje es simple: el cuerpo no necesita estar comiendo todo el tiempo; necesita claridad, necesita pausas, necesita que lo alimentemos también con silencio digestivo.

Porque, igual que no respiramos sin exhalar, tampoco podemos digerir sin descansar, y cuando nos damos ese espacio, algo se ordena: la digestión se aligera, la mente se despeja y el cuerpo agradece.

Comer con sol y dar espacios de silencio digestivo es volver a poner al cuerpo en sintonía con el día y la noche, con el ritmo de la tierra y con sus necesidades reales.

Quizás, en un mundo que nos invita a consumir a todas horas, la verdadera revolución sea aprender de nuevo a no comer, a mirar un escaparate de pan sin que nos devore, a deslizar una pantalla sin que nos arrastre, a dejar que el cuerpo tenga hambre de verdad antes de alimentarlo.

Porque, al final, la digestión más profunda no ocurre solo en el intestino, sino en el tiempo que nos damos para que cada cosa tenga su lugar.

6. Agua viva: el canal de toda comunicación

Decir que el cuerpo necesita agua parece una obviedad. Pero lo que rara vez nos preguntamos es: ¿Qué agua necesita realmente el cuerpo?

En consulta lo veo constantemente: personas que aseguran beber dos o tres litros de agua al día y, sin embargo, presentan síntomas claros de deshidratación —piel seca, estreñimiento, dolor de cabeza, fatiga crónica, dificultad de concentración—. No es que no beban, es que lo que beben no llega adonde tiene que llegar, a las células.

La hidratación real no se mide en litros ingeridos, sino en agua intracelular: la que de verdad entra en los tejidos, se integra en las membranas y permite que la maquinaria del cuerpo funcione.

El agua es el medio en el que ocurre todo: cada impulso nervioso, cada contracción muscular, cada digestión y cada reacción inmunológica. Es el canal de toda comunicación y, cuando falta agua, o cuando el agua es de mala calidad, lo que falla no es solo la piel o la sed: falla la comunicación interna, el diálogo entre células.

Hoy vivimos rodeados de aguas «muertas» o empobrecidas, y este es uno de los principales problemas del agua moderna. Muchas aguas embotelladas o filtradas en exceso pierden su contenido mineral: calcio, magnesio, sodio, potasio…; elementos que no solo aportan «sales», sino que permiten que el agua sea verdaderamente eléctrica. Sin estos minerales, el agua se vuelve «desnuda»: entra, pasa, pero no hidrata lo suficiente. Es como un correo sin dirección: llega al cuerpo, pero no encuentra dónde quedarse. Son esas aguas que, después de beber, sientes que no han calmado tu sed.

A esto se suma la creciente presencia de contaminantes invisibles: restos de pesticidas, microplásticos, metales pesados o incluso trazas de medicamentos que llegan a las aguas subterráneas y no siempre son eliminadas por los sistemas de potabilización convencionales. Estas sustancias, aunque estén en concentraciones mínimas, pueden alterar el equilibrio hormonal, afectar a la microbiota intestinal y aumentar la carga tóxica que el cuerpo debe gestionar día a día. Beber agua contaminada no solo deja de hidratar; puede ser un estímulo crónico de estrés biológico para el organismo.

En ocasiones, con este escenario caemos en la obsesión por filtrarlo todo, y estoy de acuerdo con que es necesario eliminar contaminantes como cloro, flúor, metales pesados, microplásticos, restos de pesticidas o medicamentos —que, lamentablemente, hoy se encuentran incluso en las aguas municipales—, pero cuando el proceso de filtrado es extremo, también se eliminan los minerales y se altera la estructura natural del agua. El resultado es un agua «pura» en apariencia, pero incapaz de sostener procesos biológicos complejos.

Además, la mayoría de aguas que bebemos hoy están desestructuradas. ¿Qué significa esto? Que sus moléculas no forman la red ordenada que caracteriza al agua en la naturaleza, la llamada «cuarta fase» o agua estructurada. Este tipo de agua, presente en manantiales, frutas y verduras frescas, tiene propiedades únicas: se adhiere a las superficies celulares, almacena energía, tiene mayor potencial de hidratación, facilita el transporte de información y ayuda a generar voltaje en las membranas. Es literalmente un agua que comunica todo lo que el cuerpo necesita dentro de la red de sistemas que lo conforman.

El agua que pasa por kilómetros de tuberías, sometida a presión, contaminada con cloro o almacenada en plásticos durante meses, pierde gran parte de esa organización molecular. Llega desordenada, con una disposición molecular aleatoria en vez de hexagonal y ordenada. Por ello, puedes notar que al beberla ni siquiera calma la sed inmediata, pero, además, tampoco nutre en profundidad.

Debemos tener en cuenta que cada célula vive rodeada y atravesada por agua. Dentro de ella, las mitocondrias —nuestras fábricas de energía— dependen de un entorno acuoso estable para poder producir ATP de forma eficiente. Cuando falta agua, o cuando está empobrecida, la membrana mitocondrial se vuelve menos estable, el intercambio de protones se altera y la producción de energía disminuye, lo cual significa fatiga, dificultad para reparar tejidos y mayor susceptibilidad a las enfermedades.

Y no solo eso: la deshidratación celular favorece el estrés oxidativo, ya que cuando las membranas están secas y sin minerales, se acumulan radicales libres, las células mueren antes de tiempo y aumenta el riesgo de enfermedades silenciosas, desde inflamación crónica, diabetes tipo 2, hipertensión, o neurodegeneración hasta cáncer.

Por eso beber agua de calidad no es un gesto trivial, es literalmente decidir si nuestras células vibran en orden o en caos, y, por si esto fuera poco, vivimos en un mar de antenas, wifi, móviles, dispositivos electrónicos... Todo este campo electromagnético artificial altera las cargas eléctricas de las membranas celulares, y aquí el agua vuelve a ser medicina: cuando el cuerpo está bien hidratado y el agua que lo recorre contiene minerales y estructura, las membranas tienen más capacidad para mantenerse estables frente a estas interferencias. El agua actúa como un amortiguador eléctrico, reduciendo el impacto del ruido invisible que nos rodea.

De hecho, se han descrito fenómenos curiosos en la investigación de biofísica: el agua puede almacenar y transmitir información. Jacques Benveniste y, más tarde, Luc Montagnier —premio nobel por el descubrimiento del VIH—, exploraron cómo el agua podría registrar frecuencias y patrones de vibración, y, aunque polémicos, estos trabajos apuntan a algo que la tradición ya intuía: el agua no es solo materia, es memoria.

Por eso el agua de manantial, de lluvia pura, de ríos limpios, tiene una vitalidad distinta a la que sale de un grifo, porque trae consigo no solo minerales, sino la huella de su recorrido, la vibración de la tierra y la coherencia de un ciclo natural.

La hidratación, entonces, no es solo cuestión de cantidad. Es calidad, momento e intención.

- **Calidad:** buscar aguas libres de tóxicos, con minerales presentes o remineralizar las aguas filtradas para devolverles su fuerza, por ejemplo, con agua de mar. Incorporar también frutas y verduras frescas, que contienen agua estructurada y «viva».
- **Intención:** porque el agua también responde a la manera en que la recibimos. Tomarse un vaso de agua con presencia,

como un gesto de cuidado, no es lo mismo que tragarlo distraídamente frente a una pantalla.

He escuchado a pacientes decirme que nunca habían pensado en el agua hasta que empezaron a atender su calidad, y lo que experimentaron fue sorprendente: menos niebla mental, menos dolores de cabeza, mejor digestión, más vitalidad, una piel más jugosa... Como si el cuerpo hubiera estado esperando esa señal básica para volver a encenderse.

En el fondo, es sencillo: cada célula sedienta pide agua no solo para vivir, sino para adaptarse a la vida. El agua es madre y puente, nos conecta con la tierra de la que viene y con el cuerpo que somos. Cuando la recibimos limpia, mineral, estructurada, le devolvemos al organismo su lenguaje más íntimo: el de la comunicación en orden.

Y quizás por eso, al final, el agua más valiosa no es la más cara ni la más filtrada, sino aquella que conserva lo que nunca debió perder: minerales, estructura y memoria; el agua que hidrata no solo la boca, sino también la vida que nos habita.

7. Alimentación, dogmas y no negociables

En los últimos años, hemos visto cómo la alimentación se ha convertido en un campo de batalla. Unos defienden el veganismo como única vía ética y saludable; otros proclaman la dieta carnívora como la cura universal; otros saltan de la keto al ayuno, del ayuno a la paleo, de la paleo a la dieta basada en plantas... La sobreinformación nos ha hecho olvidar lo esencial: comer no debería ser un dogma, sino una función. Y, si hablamos de «función», hay ciertos nutrientes que, más allá de cualquier corriente o etiqueta, cumplen papeles esenciales en el cuerpo. Uno de ellos es el DHA, un tipo de grasa omega-3 presente en el cerebro, la retina y las membranas celulares, que resulta clave para la comunicación entre neuronas y para la regulación de la inflamación.

El DHA (ácido docosahexaenoico) es un ácido graso omega-3 de cadena larga, presente en pescados, mariscos y algunas algas. Lo llamo «la grasa de la visión» porque literalmente lo es: constituye más del 30 % de la grasa estructural de la retina y un porcentaje similar en el cerebro; sin él, no hay claridad de visión ni de pensamiento.

Cada vez que percibimos una imagen, cada vez que una neurona transmite un impulso, cada vez que una sinapsis se enciende, ahí está el DHA facilitando la velocidad, la plasticidad, la integridad del mensaje. No es un suplemento de moda, es parte de nuestra biología más íntima. De hecho, lo que somos capaces de ver, de sentir y de decidir depende en gran medida de cuánto DHA tengamos disponible.

La retina y el cerebro son tejidos de alta demanda energética y eléctrica. Para funcionar, necesitan membranas celulares flexibles, rápidas, capaces de transmitir señales sin interferencias y el DHA hace justamente eso: se inserta en las membranas neuronales y facilita que los receptores y canales funcionen con precisión.

En estudios de neurociencia nutricional, una deficiencia de DHA se ha relacionado con depresión, ansiedad, deterioro cognitivo, TDAH y problemas de visión. En cambio, su presencia adecuada mejora la plasticidad sináptica, la regulación emocional y la capacidad de concentración.

No es casualidad que el DHA esté tan presente en la leche materna, pues la naturaleza sabe que un cerebro en desarrollo necesita este combustible estructural para madurar correctamente.

Por eso, cuando decimos que «Ver claro por dentro empieza en lo que ponemos en el plato», no es una metáfora bonita: es una realidad fisiológica.

El cuerpo humano no sintetiza DHA en cantidades significativas. Depende de fuentes externas, y esas fuentes, de manera contundente, apuntan al mar: pescados azules pequeños (sardinas, caballa, anchoas), mariscos, crustáceos, algas, etc.

Curiosamente, las culturas más longevas del planeta —como los habitantes de Okinawa o ciertas comunidades mediterráneas tradicionales— han mantenido siempre un estrecho vínculo con el mar. El pescado fresco no era un lujo, era la base, y, junto a él, complementaban su dieta con otros grupos de alimentos también importantes. No había suplementos ni superalimentos exóticos, había lógica.

Y es que, aunque el DHA es importante, no es el único ladrillo que sostiene la casa. El cuerpo necesita proteínas de calidad para reparar tejidos y sostener hormonas, grasas naturales para dar estabilidad y energía de liberación lenta, minerales para que la electricidad fluya y vitaminas que actúen como pequeñas llaves enzimáticas. Una alimentación real no se compone de «prohibiciones», sino que se compone de **función.**

Vísceras que aportan hierro y vitaminas del grupo B que casi ningún otro alimento tiene en esa concentración. Huevos de gallinas que picotean al aire libre, llenos de colina para el cerebro. Fermentados que alimentan la microbiota. Tubérculos que nos dan energía limpia y saciante. Vegetales de temporada que no solo refrescan el cuerpo, sino que también informan del momento del año en que estamos.

Cuando tenemos esto claro, partimos de una buena base, pero entonces nos topamos con la lógica olvidada de la estacionalidad que hemos perdido con los años. Nuestros abuelos no comían papaya en invierno, ni fresas en enero, ni aguacate todos los días. No porque fueran menos inteligentes o dispusieran de menos recursos, sino porque entendían algo que la globalización nos hizo olvidar: la naturaleza es sabia y cada estación trae los alimentos que el cuerpo necesita en ese momento.

El verano ofrece frutas ricas en agua y azúcares rápidos, que refrescan y dan energía para días largos y calurosos. El invierno, en cambio, ofrece tubérculos, coles, legumbres, grasas y proteínas más densas, que calientan y sostienen. Comer papaya en invierno, más allá del exotismo, es una incoherencia: el cuerpo que está buscando calor recibe un mensaje de refresco tropical, y esa contradicción no es trivial: también confunde a los ritmos circadianos y hormonales que se apoyan en la nutrición para calibrarse.

Cuando alineamos la alimentación con la estacionalidad, no solo nutrimos órganos y tejidos, sino que sincronizamos el cuerpo con la tierra. Y esa coherencia externa-interna se traduce en energía, claridad y resiliencia.

Y, cuando parece que lo tienes todo claro, sabes qué grupos de alimentos priorizar y sigues la coherencia de la estacionalidad, aparecen de repente discursos enfrentados que convierten la comida en ideología. Saltamos de moda en moda, mientras el cuerpo sigue pidiendo lo mismo de siempre.

La paradoja es que muchos que buscan salud caen en dietas tan restrictivas que acaban debilitando aquello que pretendían cuidar: su energía, su sistema nervioso, su digestión. El exceso de teoría nos ha hecho olvidar la práctica más simple: alimentarnos como humanos que somos, en coherencia con nuestro entorno y necesidades reales.

No se trata de comer pescado o algas porque lo diga una pirámide nutricional o porque esté de moda el omega-3; se trata de reconocer que sin esa grasa no hay visión clara, ni neuronal ni simbólica.

La alimentación no debería vivirse desde el miedo ni desde la prohibición y eso implica que, más allá de preferencias y la ética individual, hay necesidades y nutrientes que son universales.

He visto pacientes que pasaron años probando dietas, eliminando grupos de alimentos, siguiendo *influencers* de nutrición, etc., que no mejoraban. Hasta que, en lugar de restar, empezaron a sumar: más pescado, más grasas naturales, más fermentados, más simplicidad, más flexibilidad. Ahí, poco a poco, recuperaron energía, concentración y ánimo.

Lo que les faltaba no era una estrategia más compleja, sino recordar que el cuerpo no necesita modas, sino alimento.

Y por eso digo que el DHA no es negociable, porque sin él no solo se apaga la visión del mundo externo, sino también la visión interna. Y, en tiempos de tanta confusión, nada es más revolucionario que comer para ver claro.

8. Movimiento: volver al origen

No lo solemos pensar, pero todo lo que somos nació en movimiento. Antes de tener huesos, éramos un latido. Antes de caminar, nos impulsamos en el agua del vientre materno con brazos y piernas aún blandos. El cuerpo se diseñó desde el principio para migrar, subir, cargar, agacharse, correr, danzar, abrazar. La quietud, tal como la vivimos hoy, es una anomalía histórica.

Sin embargo, en algún punto del camino, comenzamos a vivir como si estuviéramos hechos para la silla, trabajar ocho horas sentados, movernos del coche al sofá, de pantalla en pantalla, esperando que un gimnasio o una clase exprés de yoga compense la inercia de todo el día. Como si el movimiento fuera un extra o un lujo, en lugar de la base sobre la que se organiza la vida.

El músculo no está ahí para ser estético, ni para cumplir con una meta de gimnasio; su función en la red que hemos ido explorando a lo largo de este libro es infinitamente más profunda:

- **Digestivo:** cada contracción abdominal masajea los intestinos, ayudando al tránsito y evitando estancamientos.
- **Inmune:** el bombeo muscular impulsa el sistema linfático, que no tiene un corazón propio, y gracias a ese flujo los linfocitos llegan adonde deben actuar.
- **Endocrino:** el músculo es un órgano endocrino en sí mismo, capaz de liberar mioquinas, unos mensajeros químicos que reducen la inflamación y regulan la glucosa.
- **Nervioso:** el movimiento activa la neuroplasticidad, genera nuevas conexiones y aumenta la producción de BDNF (el fertilizante de las neuronas).

Es decir, que sin movimiento toda la red pierde tono, coordinación y vitalidad.

Lo hemos olvidado porque hemos reducido el músculo a un trofeo del esfuerzo, cuando en realidad es un órgano de comunicación, un puente entre sistemas, una reserva de resiliencia. Perder músculo con la edad no es solo perder fuerza: es perder capacidad de regular azúcar, de mantener inmunidad y de sostener el ánimo.

Aquí quiero hacer un matiz importante: moverse no es lo mismo que forzarse. Hemos heredado la idea de que cuidar el cuerpo implica sacrificio: horas de gimnasio, rutinas extenuantes, sufrimiento. Y no. El cuerpo no necesita que lo machaquen, sino que lo despierten.

El movimiento que sana es el que recuerda que venimos de caminar bajo el sol, de trabajar la tierra, de cargar leña, de nadar, de bailar alrededor del fuego. El cuerpo no pide máquinas sofisticadas, pide variedad, contacto, espontaneidad, pide movimiento que sea humano, no solo deportivo.

Hoy, en un mundo donde todo parece medirse, optimizarse y controlarse, quizás lo más radical sea volver al movimiento sin más objetivo que el disfrute y la coherencia. Caminar después de comer. Subir escaleras en lugar de esperar el ascensor. Estirarse al despertar. Bailar en la cocina. Cargar el peso de tu propia vida, literalmente y simbólicamente.

La ciencia lo confirma: no hace falta entrenar como atletas para obtener beneficios profundos. Caminar 30 minutos al día mejora la sensibilidad a la insulina. Levantar peso dos veces por semana preserva la densidad ósea. Bailar libera endorfinas y serotonina, porque cada pequeño gesto cotidiano suma.

Pero, más allá de la ciencia, está la experiencia. Cuando un cuerpo vuelve a moverse, aunque sea con gestos pequeños, recupera memoria, la fascia se suelta, la respiración se expande, el ánimo se eleva y entonces el cuerpo recuerda que pertenece al flujo, no al estancamiento.

Por eso, este último hábito es también un círculo que se cierra: después de hablar de la luz, del agua, del sol, del frío, de la tierra, de los alimentos, etc., todo encuentra sentido cuando se integra en el movimiento. Porque no sirve de mucho comer con sol si luego el cuerpo permanece inerte, ni beber agua viva si la circulación no la distribuye, ni tener DHA si las neuronas no se encienden con la chispa de la acción.

El movimiento es el integrador silencioso de todo lo demás. Y lo más bello es que no hay que sufrir para hacerlo, solo hay que devolverle espacio en la vida. Recordar que el cuerpo no nació para estar quieto ni para obedecer a una rutina impuesta, sino para expresarse, para experimentar, para atravesar el mundo en todas sus dimensiones.

Quizás, al final, el camino de la salud no sea otro que volver al origen. Al latido que empezó todo. Al compás de los músculos que aún guardan memoria. A la danza simple y vital de movernos como lo que siempre hemos sido: seres diseñados para fluir con la vida.

Paréntesis necesario: lo esencial también desafía

Ya hemos recorrido los ocho hábitos que considero la base real de la salud. Ocho pilares tan antiguos como la vida misma y, al mismo tiempo, tan revolucionarios en el contexto en el que vivimos. Porque lo esencial no siempre significa simple. Al contrario: cada uno de estos gestos —tomar el sol, moverse, beber agua viva, caminar descalzo— es una declaración de rebeldía en un mundo que nos quiere encerrados, hiperconectados y dependientes.

No es fácil porque, aunque estos hábitos son gratuitos y universales, el sistema en el que habitamos los vuelve difíciles de sostener. ¿Quién no ha sentido que es más sencillo comprar un suplemento que comprometerse a dormir con noches oscuras? ¿Quién no se ha sorprendido atrapado haciendo *scroll* en lugar de salir a ver el atardecer?

No se trata de falta de voluntad individual: es que todo está diseñado para distraernos, agotarnos y empujarnos de nuevo a la rueda. El mercado de la salud necesita consumidores. Y las farmacéuticas, los dispositivos y las terapias de última generación prosperan en la medida en que sigamos enfermos. Si todos recuperáramos lo esencial, muchas industrias perderían su negocio.

La buena noticia es que lo esencial sigue estando ahí: la luz del sol, la tierra, el agua, el movimiento, el descanso; todo está a tu alcance ahora mismo. Este libro puede servirte como mapa para recordarlo y aplicarlo en tu vida.

Ahora bien, sé por experiencia que, en medio del día a día, de la sobreinformación y de las inercias sociales, no siempre es fácil pasar a la acción y centrarse en la coherencia del ahora. A veces necesitamos una red que nos sostenga, que nos recuerde lo importante, que nos impulse cuando flaqueamos, tal y como la necesitan en muchas ocasiones nuestros órganos. Por eso he creado un espacio especial, al que podrás acceder a través del QR que encontrarás a continuación. Ahí no vas a descubrir secretos nuevos, porque el secreto ya lo tienes en tus manos: está en ti y en lo esencial. Lo que encontrarás es un acompañamiento que te ayude a ordenar, resetear, priorizar y avanzar de forma más eficaz, acompañado de personas que también transitan por este mismo camino.

Porque puedes hacerlo solo, claro que sí. Pero hacerlo en comunidad multiplica tu impulso y resultados.

Volver a casa

Cuentan que había una mujer anciana que un día salió a caminar y se perdió. No era la primera vez que pasaba: desde pequeña había aprendido que, cuando no sabía volver a casa, podía preguntar a las personas de su alrededor. Así lo hizo. Se acercó a un joven y le dijo:

—¿Puedes ayudarme a encontrar el camino de regreso?

El muchacho la miró con extrañeza y le respondió:

—¿Por qué no compras un GPS? Así nunca más tendrás que preguntar.

Un poco más adelante, la anciana preguntó a otra persona:

—¿Puedes indicarme cómo volver a casa?

Y la respuesta fue distinta, pero parecida en el fondo:

—Lo mejor sería que se compre un mapa actualizado. Es más seguro.

Un tercero incluso fue más lejos:

—Deje de caminar, señora, pida un taxi. Con dinero, todo se resuelve.

La anciana escuchaba con paciencia y daba las gracias, pero sentía un vacío en el corazón. Porque ella recordaba que, de niña, cuando se perdía, lo único que necesitaba era levantar la vista, observar las señales del camino, seguir el curso del sol, prestar atención a lo que ya estaba ahí. No hacía falta más que eso.

Se dio cuenta entonces de algo importante: el mundo había cambiado, y con él la manera de encontrar el rumbo. Lo que antes era un arte de escucha, de observación, de confianza, ahora parecía depender siempre de algo externo: un aparato, un papel, un servicio pagado.

Conmovida por esa constatación, la anciana decidió detenerse, respirar hondo y mirar alrededor. Escuchó el murmullo de los árboles, observó el ángulo de la luz en el horizonte, reconoció la forma de un camino antiguo y sin necesidad de GPS, ni mapa, ni taxi, sus pasos empezaron a llevarla de vuelta.

Había recordado algo que nunca debió olvidar: la casa siempre había estado allí, esperándola. Solo tenía que atreverse a confiar en lo que ya estaba dentro de ella.

Esa anciana somos nosotros. Ese camino de vuelta es la salud.

Vivimos en un tiempo en que cada pérdida, cada síntoma o cada desorden parecen exigir una solución externa. La salud moderna, en gran medida, es un mercado, y un mercado necesita consumidores. Por eso la promesa siempre es y será la misma: «Lo que necesitas está fuera de ti». Te han hecho creer que para estar bien necesitas un fármaco nuevo, un suplemento de moda, unas gafas que prometen descanso, una dieta exclusiva, una tecnología que nos mida…, porque mientras busques fuera lo que ya tienes dentro, seguirás comprando.

La trampa está servida: cuanto más complejo, caro y sofisticado parezca, más valor le damos. Sin embargo, lo que realmente sostiene la vida no tiene precio. Está en los gestos que no generan beneficios económicos para nadie, pero que pueden cambiarlo todo para ti.

Volver a casa no es una consigna romántica, es una práctica diaria. Significa recordar que el cuerpo se regula con lo básico: con la luz y la oscuridad, con el silencio y la pausa, con el agua de calidad, con el alimento que nutre sin disfraces, con el movimiento natural, con el contacto con la tierra, con la coherencia entre lo que sientes y lo que haces. Nada de esto da beneficios a la industria, pero todo esto sostiene la vida.

Quizás hayas empezado a leer estas páginas con la esperanza de encontrar la fórmula mágica que resuelva todo de una vez y, como has podido intuir a medida que avanzabas, no la hay. No hay fórmulas mágicas, lo que hay es un mapa interno, un lenguaje que el cuerpo lleva siglos intentando susurrar, y volver a casa es simplemente escucharlo.

La digestión —esa maestra humilde y constante— nos lo enseña cada día: no se trata de acumular, sino de transformar. No se trata de controlar, sino de acompañar. No se trata de forzar, sino de permitir.

Hoy me gustaría despedirme de ti con esta imagen: imagina que vuelves a abrir la puerta de tu casa después de mucho tiempo fuera. Está un poco desordenada, quizás con polvo en los rincones, pero sigue siendo tuya. Lo que importa no es que sea perfecta, sino que la habites.

Tu cuerpo es esa casa, y aunque hoy la hayas sentido ajena, siempre estuvo esperándote.

La verdadera salud no empieza cuando acumulas más estrategias, sino cuando te reconoces dentro de ti, cuando vuelves de verdad a casa.

Y volver a casa no es un destino, sino un gesto. Es quitarse los zapatos y sentir la tierra bajo los pies. Es dejar que el sol de la mañana te despierte sin alarma. Es beber agua limpia, llena de minerales y recordar que la vida fluye en ti como un río. Es dar a tu cuerpo pausas de silencio para que pueda escucharse a sí mismo. Es masticar lentamente, mirar el cielo, dejar que el frío te roce, permitir que la oscuridad de la noche te envuelva.

Volver a casa es confiar en que lo esencial nunca se fue. Que lo profundo no se compra ni se vende. Que tu cuerpo no está roto, sino que está esperando tu regreso.

Y quizás de eso se trate, de reconocer que en medio de un mundo que te empuja a buscar siempre afuera, lo más revolucionario es volver adentro.

Volver a ti.

Volver a casa.

Agradecimientos

Este libro nació mientras yo también nacía de nuevo. Ser madre y escribir al mismo tiempo no fue solo un acto de entrega, sino también un proceso profundo de adaptación. Adaptarme a otra vida, a otros ritmos, a otro cuerpo, a otra identidad..., y esa transformación, lejos de ser una distracción del camino, fue el espejo más honesto de todo lo que aquí he intentado transmitirte. Porque la red que sostiene la vida en mí también tuvo que adaptarse, reorganizarse y encontrar nuevos equilibrios, igual que lo hace el cuerpo cada vez que algo cambia.

Así pues, gracias a mi hija, Sira. Porque, como decía, escribir este libro y gestarlo junto a tu llegada ha sido una tarea inmensa de adaptación y conciliación para mi propia red. Gracias, hija, por alimentar mis impresiones y mi vida, por recordarme cada día que la verdadera magia está en lo simple y, sobre todo, por mostrarme que el amor también se digiere, se respira y se encarna.

Agradezco desde la humildad de quien habita un cuerpo imperfectamente perfecto y, al mismo tiempo, lleno de sabiduría. He tropezado, he desconfiado, me he peleado con mi propia biología tantas veces..., pero también he vuelto, una y otra vez, a reconocer la red que sostiene la vida en mí. Este libro no es el testimonio de alguien que lo sabe todo, sino de alguien que sigue aprendiendo, que sigue cayendo y levantándose, que sigue escuchando.

Gracias a quienes me acompañaron en el camino, a quienes me mostraron perspectivas distintas, a quienes me tendieron la mano en mis búsquedas y a quienes me desafiaron a mirar más hondo.

Pero, sobre todo, gracias al cuerpo. A este cuerpo que me sostiene, que me habla, que me enseña cada día que la salud no es un estado fijo, sino un diálogo constante. Gracias por recordarme que siempre hay un camino de regreso a casa.

Y gracias a ti, que tienes este libro entre tus manos. Gracias por abrir un espacio en tu vida para leer, sentir y mirar de otra manera. Deseo que estas páginas no se queden en simples ideas, sino que se transformen en gestos, en elecciones, en pequeños pasos hacia tu propio regreso. Porque este libro termina aquí, pero tu camino empieza ahora.

Ojalá que tu regreso a casa sea siempre un acto de amor.